Medizinische Beobachtungen und Erkenntnisse des englischen Schiffsarztes
Thomas Spencer Wells (1818–1897) während einer Mittelmeerreise
1852/53 an Bord der *Modeste*

MARBURGER SCHRIFTEN ZUR MEDIZINGESCHICHTE

HERAUSGEBER:
ARMIN GEUS UND IRMGARD MÜLLER

BAND 10

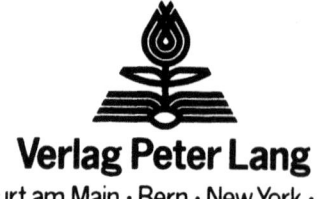

Verlag Peter Lang
Frankfurt am Main · Bern · New York · Nancy

BERND STUHLDREIER

MEDIZINISCHE
BEOBACHTUNGEN UND
ERKENNTNISSE DES
ENGLISCHEN SCHIFFSARZTES
THOMAS SPENCER WELLS
(1818-1897) WÄHREND EINER
MITTELMEERREISE 1852/53
AN BORD DER »MODESTE«

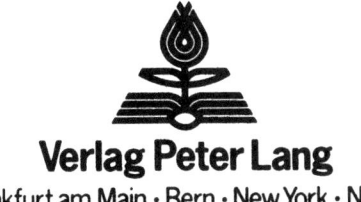

Verlag Peter Lang
Frankfurt am Main · Bern · New York · Nancy

CIP-Kurztitelaufnahme der Deutschen Bibliothek

Stuhldreier, Bernd:
Medizinische Beobachtungen und Erkenntnisse des englischen Schiffsarztes Thomas Spencer Wells (1818 - 1897) während einer Mittelmeerreise 1852, 53 an Bord der "Modeste" / Bernd Stuhldreier. - Frankfurt am Main ; Bern ; New York ; Nancy : Lang, 1984.
　(Marburger Schriften zur Medizingeschichte ; Bd. 10)
　ISBN 3-8204-5197-8
NE: GT

ISSN 0721-3859
ISBN 3-8204-5197-8
© Verlag Peter Lang GmbH, Frankfurt am Main 1984
Alle Rechte vorbehalten.
Nachdruck oder Vervielfältigung, auch auszugsweise, in allen Formen wie Mikrofilm, Xerographie, Mikrofiche, Mikrocard, Offset verboten.
Druck und Bindung: Weihert-Druck GmbH, Darmstadt

Meinen Eltern in tiefer Dankbarkeit gewidmet.

INHALTSVERZEICHNIS

		Seite
	Vorwort	5
I. 1.	Geschichtlicher Hintergrund	8
I. 2.	Aufgaben und Wirken von Schiffsärzten Mitte des 19. Jahrhunderts	9
I. 3.	Das Leben des Arztes Thomas Spencer Wells	15
I. 4.	"The Scale of Medicines with which Merchant Vessels are to be Furnished" (London, 1851)	21
II. 1.	Beschreibung der Quelle	24
II. 2. a.	Verlauf, Ziel und Zweck der Reise	29
II. 2. b.	Die Ionischen Inseln	30
	- Geographie und Klima	30
	- Lebensbedingungen der Ionier	32
II. 2. c.	Malta	65
	- Klima und Topographie	65
	- Die Wasserversorgung auf Malta	66
	- Die Verbreitung der Phthisis auf Malta	70
II. 3.	Hygienische Verhältnisse an Bord der Schaluppe "Modeste"	76
a.	Aufbau einer Schaluppe	76
b.	Lebensbedingungen an Bord	76
c.	Die Ventilation an Bord	79
d.	Erkrankungen an Bord (Statistik und Therapie)	93
e.	Die Arzneimittelausrüstung	104
f.	Kasuistik	126
III.	Wells Abhandlung über die Ulcustherapie mit Hilfe des galvanischen Stroms	132
a.	Die Elektrotherapie um 1850	132
b.	Die Anwendung der Elektrotherapie in Form der Pulvermacher'schen Ketten	139

	c.	Kasuistik	146
IV.		Zusammenfassung	150
V.		Anmerkungen	152
VI.		Literaturverzeichnis	163
VII.		Bildnachweis	168

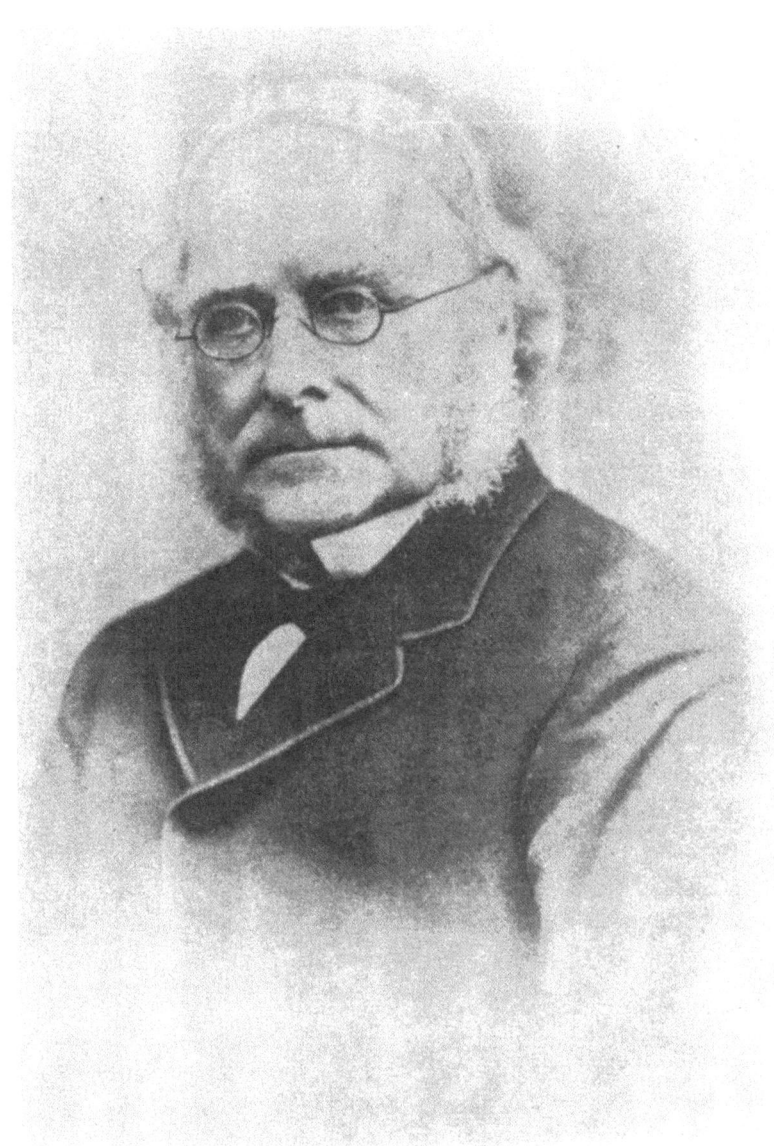

SIR THOMAS SPENCER WELLS (1818-1897)

ABBILDUNG 1

PLATE 12

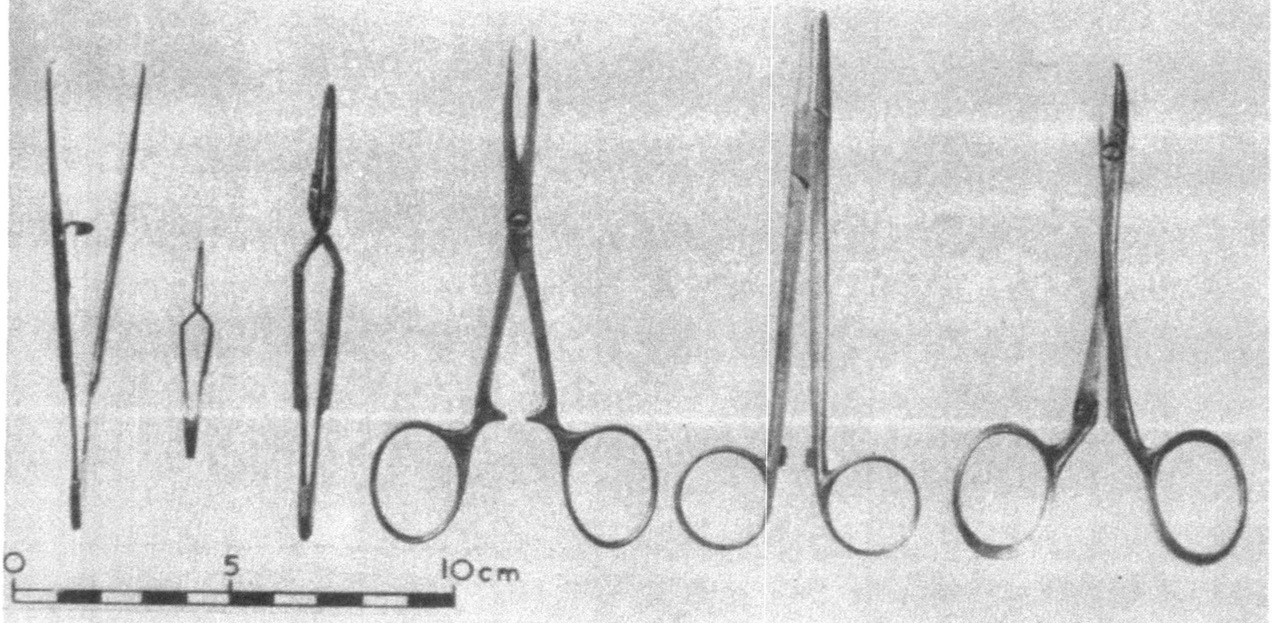

THE EVOLUTION OF THE ARTERY FORCEPS

Left to right. Liston's catch forceps: bulldog forceps: cross-action forceps: Pean's forceps: Wells' first type: Wells' second type.

ABBILDUNG 2

Vorwort

Der englische Gynäkologe und Arzt Thomas Spencer WELLS (1818-1897) hat sich im 19. Jahrhundert nicht nur durch die besondere Konstruktion einer Arterienzange (Abb.2), sondern auch durch die erfolgreiche Wiedereinführung der bis dahin verpönten Ovariotomie einen Namen gemacht. Sein wechselvoller Lebensweg ist von J.A. SHEPHERD ausführlich beschrieben worden;[1] SHEPHERD schenkte jedoch einem sehr interessanten Abschnitt der Biographie nur geringe Beachtung: im Jahre 1852 unternahm der, zu jener Zeit noch unbekannte junge Schiffsarzt im Dienste der Royal Navy, eine ca. eineinhalbjährige Mittelmeerreise auf der Schaluppe "Modeste". Während dieser Reise schrieb WELLS ein sehr umfangreiches Bordjournal; seine handschriftlichen Aufzeichnungen haben sich erhalten und zeigen, daß er einer der ersten Schiffsärzte war, die es verstanden, ihre Reisen mit genauen Beschreibungen des Klimas, der Topographie und der sozialen Verhältnisse des bereisten Landes zu verbinden.

"...Intelligent Surgeons had already availed themselves of such opportunities and had written essays of considerable historical interest, such as Spencer WELLS' account of the Ionian Islands in 1852..." [2]

Mit diesen Worten charakterisieren die Verfasser des bisher umfangreichsten Werkes über die Geschichte der Schiffsmedizin innerhalb der Royal Navy, Christopher LLOYD und Jack L.S. COULTER, zwar die Bedeutung der schiffsärztlichen Tätigkeit Spencer WELLS', gehen jedoch nicht im einzelnen auf die Ergebnisse der Reise ein.

Vorschriften zur Führung eines Bordjournals waren zwar erstmals bereits im Jahre 1731 erlassen worden[3], doch nutzten die Schiffsärzte der Royal Navy die sich ihnen bietenden Möglichkeiten medizinisch-statistischer Untersuchungen zunächst nicht. Als die ersten, die ihre Beobachtungen tabellarisch zusammenfaßten, um dadurch die größeren Zusammenhänge für das Auftreten von Krankheiten an Bord zu erkennen, sind die beiden hervorragenden englischen Schiffsärzte Gilbert BLANE (1749-1834) und Robert ROBERTSON (1742-1829) zu nennen.[4] Den großen Wert statistischer Berechnungen für die wissenschaftliche Forschung einem weiteren Kreis überzeugend klar zu machen, und dadurch diesem Wissenszweig zur fruchtbaren Anwendung zu verhelfen, gelang jedoch erst später dem belgischen Astronomen und Statistiker Lambert-Adolphe-Jacques QUETELET (1796-1874) mit seinem Hauptwerk "Physique sociale" (1835).[5]

Die Entwicklung und Verbreitung der Statistik brachte es mit sich, daß sich bis zur Mitte des vorigen Jahrhunderts bei der englischen Admiralität eine gewaltige Zahl von Bordjournalen angesammelt hatte. PRESTON schätzte sie bei einer ersten Durchsicht 1902 auf ca. 16.000:

> "...The number of volumes containing Medical Officers' Journals at the Public Record Office is officially stated to be 2.327. On examination I found that each volume contained an average of eight journals..." [6]

Sie enthielten zum überwiegenden Teil mehr oder weniger umfangreiche Statistiken über die Erkrankungen an Bord. Nur wenige vorausschauende Mitglieder des "Royal College of Surgeons", wie Thomas Spencer WELLS, hatten sich darüberhinaus auch mit der genaueren Erforschung der von ihnen bereisten Länder befaßt.

Seit 1856 wurden alle Bordjournale englischer Schiffsärzte innerhalb der jährlichen "Health Reports" zusammengestellt und im "Public Record Office" in London aufbewahrt. Diese Schiffsarztjournale enthalten

> "...a wealth of curious information of an anthropological or geographical interest which has not been used by scholars because its existence is unknown..." [7]

Die vorliegende Arbeit basiert auf dem handschriftlichen Bordjournal der HMS "Modeste" aus dem Jahre 1852, das von Thomas Spencer WELLS gemäß den Vorschriften der Royal Navy[8,9] verfaßt wurde. Er erweiterte seine Ausführungen, dem 39. Artikel der "Instructions for the Surgeons of H.M.F." folgend, um eigene Beobachtungen über die Hygiene, Gesundheit und die Lebensbedingungen an Bord der "Modeste".[10]

Darüberhinaus beschrieb WELLS in seinen "General Remarks"[11] auf das Genaueste die medizinische Topographie Maltas und der Ionischen Inseln, sowie die dortigen sozialen, medizinischen und hygienischen Probleme. Bei der Darstellung der Behandlungsmethoden unter den Inselbewohnern ging WELLS besonders auf die Bedeutung der Heilkräuter ein. Große Aufmerksamkeit widmete der Autor auch der Erforschung neuer Therapiemethoden; vor allem beschäftigte ihn die Frage, ob und in welchem Umfang der galvanische Strom zur Ulcustherapie zu nutzen sei.

I. 1. Geschichtlicher Hintergrund

Obwohl Thomas Spencer WELLS in seinem Bordjournal keine Bemerkungen zur politischen Situation im Mittelmeer um 1850 gemacht hat, halte ich es zum besseren Verständnis für notwendig, einen kurzen Abriss der politischen Lage und der Zustände im Mittelmeer um 1850 zu geben, nicht zuletzt aus dem Grunde, weil WELLS auf einem Kriegsschiff der Royal Navy Dienst tat. Möglicherweise hat der Autor bewußt auf die Schilderung der politischen Verhältnisse verzichtet. Es fällt jedenfalls auf, daß ein so vielseitig interessierter Mann wie Spencer WELLS, der sich in seinem Bordjournal ausführlich mit zahlreichen Wissensgebieten wie z.B. Wirtschafts- und Sozialwissenschaften, Geographie, Geologie, Chemie und Physik auseinandergesetzt hat, mit keinem einzigen Satz die politischen Ereignisse in den Mittelmeerländern erwähnt.

Nach dem Krieg gegen NAPOLEON in den Jahren 1803 bis 1815 galt England nicht nur als führende Macht Europas, sondern auch als Alleinherrscher der Meere. So ist es nicht verwunderlich, daß die Briten unter der Politik von Lord Henry John Temple PALMERSTON (1784-1865) auch auf die Inseln im Mittelmeer politischen Einfluß nehmen wollten. Dieses Vorhaben gelang im Hinblick auf Malta schon 1814. Nach der Vertreibung der Franzosen und vorübergehender Verwaltung durch den Johanniter-Orden stellten sich die Malteser unter den Schutz Englands und die Insel wurde britische Kronkolonie. Auf den Ionischen Inseln hingegen, die bereits 1810 den Franzosen von den Engländern entrissen worden waren, wurde der 1815 proklamierte "Staat der sieben Ionischen Inseln unter britischem Schutz" von den Einwohnern dieser Inseln nur unter militärischem Druck akzeptiert. Dem Aufstand von 1849 folgte 1864 der von der einheimischen Bevölkerung angestrebte Anschluß der Inseln an Griechenland.[12,13]

Zur Zeit der Fahrt der "Modeste" ins Mittelmeer im Jahre 1852 war die politische Situation in Europa durch einen

Staatsstreich in Frankreich (NAPOLEON III wurde Kaiser) erneut in Bewegung gekommen, und so muß auch die Abkommandierung der englischen Schaluppe ins Mittelmeer als militärischer Einsatz zur Sicherung der Seeherrschaft angesehen werden. Diese Annahme wird gestützt durch die Ausrüstung der "Modeste" mit 18 Kanonen und ihre Stationierung in der Mittelmeerflotte unter dem Befehl von Lord William COMPTON.[14] WELLS' Bordjournal allerdings sind keine Hinweise auf eventuelle militärische Aktionen zu entnehmen. Das "Daily Sick Book"[15] zeigte zu keiner Zeit ein gehäuftes Auftreten von Verwundungen und Todesfällen, die Rückschlüsse auf ein Gefecht zuließen.

I. 2. Aufgaben und Wirken von Schiffsärzten Mitte des 19. Jahrhunderts

Die Entwicklung der Schiffsmedizin und Schiffshygiene in England ist eng verbunden mit den Namen der schottischen Ärzte James LIND (1716-1784), Gilbert BLANE (1749-1834) und Thomas TROTTER (1761-1832).
LIND war wohl der einfallsreichste der drei; er verband eine hervorragende Beobachtungsgabe mit der Fähigkeit, durch nüchternes Abwägen zu logischen Erkenntnissen zu kommen. Seine langjährigen Erfahrungen legte er in den Werken "A Treatise of the Scurvy" (1753), "An Essay on the most Effectual Means of preserving the Health of Seamen in the Royal Navy" (1757) und "An Essay on Diseases Incidental to Europeans in Hot Climates" (1768) nieder. Es blieb ihm jedoch versagt, die gewonnenen Erkenntnisse in die Tat umzusetzen. Dazu fehlte LIND der große politische Einfluß eines BLANE, welcher es verstand, seine Forderungen taktisch klug und mit großem Einfühlungsvermögen der Admiralität vorzulegen, so daß er die Genugtuung hatte, noch zu Lebzeiten viele seiner Reformen verwirklicht zu sehen. Die meisten dieser Reformen, die BLANE in seinen Werken

"A short Account of the most Effectual Means of preserving the Health of Seamen" (1780) und "Observations on the Diseases incident to Seamen" (1785) anregte, fußten auf Erkenntnissen LINDS, die BLANE an Hand seines Zahlenmaterials und seiner Beobachtungen kritisch überprüfte.[16] TROTTER stand im Schatten der beiden vorgenannten, seine "Medicina nautica" (1797) gehörte jedoch ebenfalls zu den wegweisenden schiffsmedizinischen Abhandlungen seiner Zeit. Schließlich war er es auch, der die JENNER'sche Vakzination in der Royal Navy einführte, und damit die Todesfälle durch Pocken an Bord der englischen Schiffe erheblich verminderte.[17,18] Obwohl also von englischen Schiffsärzten zahlreiche hervorragende Leistungen erbracht worden waren, so erfreute sich trotzdem der Beruf des "Naval-Surgeons" während des gesamten 18. Jahrhunderts keines besonderen Ansehens, nicht zuletzt aufgrund des verbreiteten Vorurteils, daß Schiffsärzte als Nachfolger von Feldschern und Barbieren an Bord nur eine geringe Qualifikation in medizinischer Hinsicht mitbrächten. William TURNBULL (1729-1796) beschwerte sich in dem grundlegenden, die Aufgaben und Tätigkeiten des Schiffsarztes zusammenfassenden Werk "The Naval Surgeon", das posthum (1806) erschien:

> "Though the profession of a Navy Surgeon ... requires the same extent of scientific knowledge as is necessary to practise in other situations, yet, it was by no means held in the respectable light it ought to have been in a series of years.
> The consequences of these prejudices so much injured the service, that it was in general only resorted to as a matter of inavoidable necessity, by those men who could not procure any other employment..." [19]

Grundsätzliche Verbesserungen im Ansehen der Schiffsärzte leitete erst ein Erlaß des "Office for Sick and Wounded Seamen" vom 28.1.1805 ein.[20] Hierin werden die Gehälter der "Medical Officers" denen der anderen Offiziere angepaßt, eine bestimmte Anzahl von Assistenzärzten je nach Größe des Schiffes vorgeschrieben und als wichtigster Punkt nur noch examinierte Ärzte als "Surgeons" oder "Assistant Surgeons" zugelassen:

> "...no person, shall, in future, be appointed to

> serve as an Assistant to the Surgeon of any of His
> Majesty's Ships, who shall not have been found
> qualified on examination to serve as Surgeon or as
> first Assistant,..." 21

Wie wenig ernst dieser Erlaß anfangs genommen wurde, macht die Aussage eines Betroffenen, Sir John RICHARDSON (1787-1865), deutlich:

> "..."The examination lasted only fifteen minutes,
> and was quite easy," he told his parents. But it was
> only through the "interest" of an Admiral that he
> was appointed to a frigate..." 22

Bis zum Jahre 1815 hatte ausschließlich das "Royal College of Surgeons" das Recht, Schiffsärzte für den Eintritt in die Royal Navy zu prüfen.[23]

Im Jahre 1824, nachdem schon geraume Zeit auch andere Zeugnisse als die des Royal College in London zugelassen worden waren, trat eine Neuregelung bei der Einstellung von Ärzten in die Navy in Kraft:

> "Surgeons shall be appointed by warrant from the
> Commissioners of Victualling (after 1831 from the
> Board of Admiralty, according to the order in Council
> of Feb. 23, 1831), but no person shall be so warran-
> ted as Surgeon who shall not have passed such exami-
> nations as the Lord Commissioners of the Admiralty
> may direct... . No person shall be admitted as
> Assistant Surgeon in the Royal Navy who shall not
> produce certificates from one of the Royal Colleges
> of Surgeons of England, Edinburgh or Dublin, or
> from the Faculty of Physicians and Surgeons of Glas-
> gow, of his fitness for that office ... and in
> every case the candidate producing such certificate
> shall also undergo a further examination touching
> his qualifications in all the necessary branches
> of Medicine and Surgery for each of the steps in
> the Navy Medical Service." 24

Der neue Erlaß brachte noch einige weitere Änderungen mit sich. Kein Kandidat konnte ein weiterführendes Zeugnis erhalten, bevor er nicht mindestens drei Jahre Assistant Surgeon gewesen war, er mußte zwischen 20 und 26 Jahren alt sein, das Führungszeugnis eines Geistlichen vorweisen, mindestens sechs Monate als Apotheker gearbeitet, sowie mindestens 18 Monate Dienst in einem Krankenhaus versehen haben. Diesen Vorschriften entsprechend mußte jemand, wenn er sich als Naval-Surgeon bewarb, zuvor Anatomie, Chirurgie, Arzneimittelkunde und Militärchirurgie studiert haben.

Zusätzlich hatte er Kenntnisse in den Bereichen Chemie,
Pflanzenkunde und Geburtshilfe nachzuweisen.
Als gleichartige Leistungen wurden auch eine medizinische
Ausbildung in Oxford, London, Cambridge und Aberdeen anerkannt.[25]
Die verschärften Prüfungsbedingungen bewirkten eine weitaus höhere Qualifikation der Schiffsärzte in medizinischer
Hinsicht, was den gesellschaftlichen Status dieser Berufsgruppe zwangsläufig erheblich verbesserte. Die Tatsache,
daß dieser Prozeß nur sehr langsam vor sich ging, hatte
vor allen Dingen drei Gründe:
1. Die Pax Britannica, die die Truppenstärke der Navy reduzierte, und den Schiffsärzten wenig Aufstiegschancen
bot;
2. Die unterschiedliche Besoldung der Militärärzte und
der Schiffsärzte:

> "...an Assistant Surgeon in the Nacy received
> 6s 6d a day his equivalent in the army 7s 6d..." [26]

Die berechtigten Forderungen der Schiffsärzte auf eine
Gleichbehandlung mit ihren Kollegen in der Armee hinsichtlich des Dienstgrades, der Bezahlung und des Ansehens waren weit entfernt von jeder Verwirklichung;
3. Der neue Erlaß und der Umstand, daß die Schiffsärzte
nun auch Uniformen trugen, konnte nicht innerhalb
kurzer Zeit das tief verwurzelte Vorurteil über die
"Surgeons" verändern. Erschwerend kam hinzu, daß die
meisten Schiffsärzte Schotten waren, die von vornherein
eine niedrigere gesellschaftliche Stellung einnahmen.[27]

So ist es nicht verwunderlich, daß das Ansehen der Schiffsärzte in der Öffentlichkeit nur langsam verbessert werden konnte, und es war noch ein weiter Weg, bis kein Geringerer als Rudolf VIRCHOW (1821-1902) urteilte, daß

> "...für einen jungen Mann, der neben der Ansammlung
> eines reichen Schatzes von positivem Wissen auch die
> Praxis der Autopsie und der epikritischen Erwägung
> geübt hat, eine lange Seereise ... eine unschätzbare Gelegenheit zu eigener Arbeit und tiefem Nachdenken..."

bieten könne.[28]

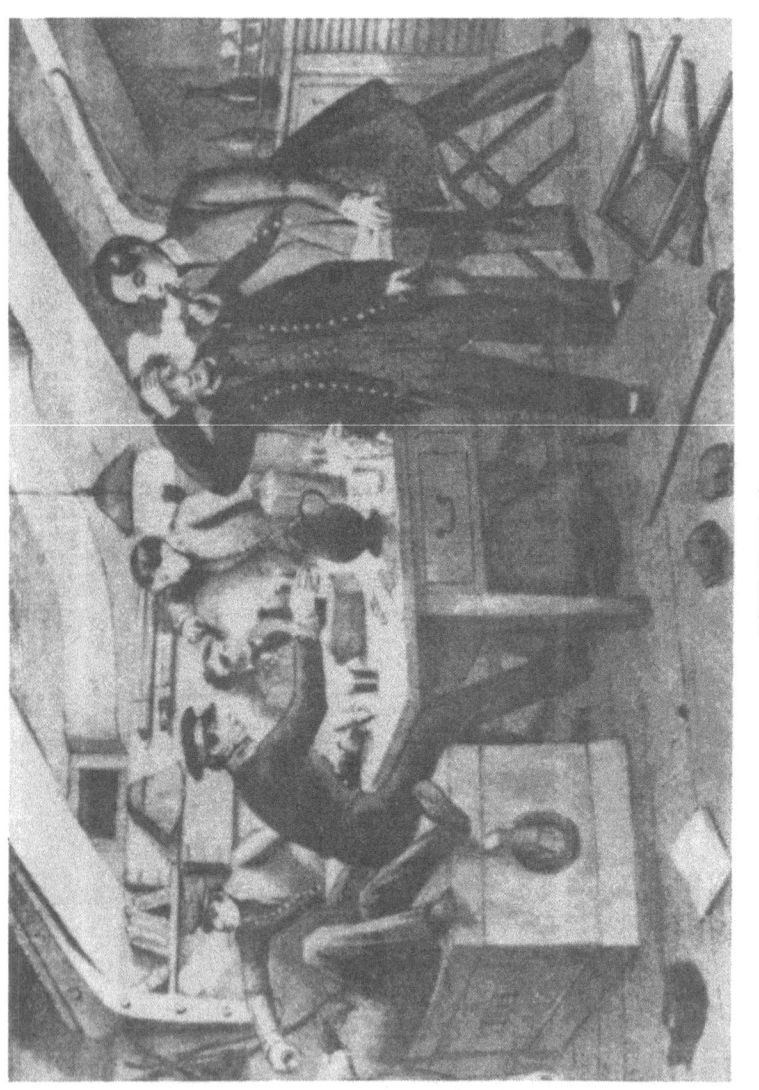

ABBILDUNG 3
The Midshipman's Berth
(An unruly scene in the gun room of a frigate 1850
Here the Assistant Surgeon had to live and work.)

Als Thomas Spencer WELLS im Jahre 1841 der englischen
Marine als Schiffsarzt beitrat, bot dieser Schritt wohl
die geringsten Möglichkeiten, Ansehen und Anerkennung
als Arzt zu erwerben.[29] Medizinische Schulen warnten eindringlich
vor dieser Art "Karriere zu machen".[30] Die
Lebensumstände eines Schiffsarztes waren weitaus schlechter
als die seines Kollegen an Land. Obwohl er alle Sparten
der Medizin beherrschen mußte, machten die eingeschränkten
Gegebenheiten, unter denen er an Bord arbeiten mußte, den
Erwerb neuer Erkenntnisse, die er für seine Fortbildung
und die geforderten Prüfungen dringend benötigte, völlig
unmöglich. Assistant Surgeons hatten bis zum Jahre 1866
noch nicht einmal eine eigene Kabine (vergl. Abb. 3).
Wie sollten sie da ungestört und effektiv arbeiten können?[31]
Daß WELLS sich trotzdem entschloß, Schiffsarzt zu werden,
hatte wahrscheinlich zwei Gründe:
1. war er von einer unbändigen Reiselust besessen, die
   ihn sein ganzes Leben lang begleitete,[32] und
2. war WELLS schon zu Beginn seiner Laufbahn als Arzt ein
   Schützling von Sir William BURNETT (1775-1861),[33] der
   als damaliger "Inspector General of Naval Hospitals
   and Fleet" den jungen WELLS in seiner Entscheidung,
   Schiffsarzt zu werden, sicher bestärkt hat.[34]

Der englische Arzt William TURNBULL (1729-1796), der nach
seinen eigenen Angaben zu den ersten Ärzten gehörte, die
den vom Marineministerium abgehaltenen Schiffsarzt-Prüfungen
beiwohnte,[35] schilderte in seinem Werk "The Naval
Surgeon" ausführlich, welche Kenntnisse für einen Schiffsarzt
zu Beginn des 19. Jahrhunderts besonders vorausgesetzt
wurden:

1. Fundiertes anatomisches Wissen:
   "...The first object in the education of a Naval
   Surgeon should be a proper acquaintance with
   anatomy and particularly ... of the blood vessels..." [36]
2. Ausreichende Qualifikationen im Bereich der Botanik,
   besonders der Kräuterheilkunde, um den Schutz der

Seeleute bei Reisen nach Übersee zu gewährleisten.
3. Kenntnisse der Chemie, vor allem im Zusammenhang mit der Entstehung von gefährlichen Gasen unter Deck.
4. Eine zusätzliche Ausbildung in Marinehospitälern.[37]

Daß gerade diese genannten Bereiche bei der Ausbildung von Schiffsärzten Vorrang hatten, wird im Bordjournal von Thomas Spencer WELLS nachdrücklich bestätigt. So finden sowohl die Ventilation von Schiffen,[38] als auch die Anwendung von Heilkräutern[39] ausführliche Erwähnung, und der Autor war vor Antritt wie auch im Anschluß an seine Seereise in Marinehospitälern tätig.[40]

Die Aufgaben, die einen Schiffsarzt Mitte des 19. Jahrhunderts, also zu jener Zeit, als Spencer WELLS seine Reise unternahm, erwarteten, waren umfassend und teilweise bis ins kleinste Detail festgelegt durch die "Regulations and Instructions for the medical Officers of His Majesty's Fleet" vom 3.10.1825.[41] Diese 43 Artikel enthaltende Vorschrift beschäftigte sich, abgesehen von der Liste der auf einer Reise mitzuführenden Instrumente und Medikamente, mit den allgemeinen medizinischen und hygienischen Maßnahmen (Art. 11-13), der Versorgung erkrankter, verwundeter, rekonvaleszenter und invalider Seeleute (Art. 8-10,14,15,16), der Ventilation von Schiffen bei Epidemien (Art. 6), der Überweisung schwer erkrankter Besatzungsmitglieder an Marinehospitäler (Art. 20, 21,28), sowie den vom Schiffsarzt abzufassenden Berichten (Art. 30-34). Außerdem schloß die Verordnung Anweisungen und Empfehlungen ein, Mißstände aufzudecken und nach Möglichkeit konstruktive Änderungsvorschläge auszuarbeiten (Art. 35-40).
Wie diszipliniert sich Spencer WELLS in seinem Bordjournal an diese Vorschriften hielt, wird offenbar, wenn er vor seinen Ausführungen zu bestimmten Themen jeweils den entsprechenden Artikel angab, wobei er teilweise sogar dessen Wortlaut zitierte.[42]

In weiteren Ausgaben von 1835 und 1844 wurden kleine
Änderungen der "Surgeons' Instructions" vor allen Dingen
in administrativer Hinsicht durchgeführt (Festlegung
neuer Ränge für die Schiffsärzte), doch blieb das Grundgerüst der Vorschriften von 1825 erhalten, und die medizinischen Aussagen wurden kaum berührt.[43] Besonders die
Artikel 35-40 der Verordnung (s.o.) förderten die Möglichkeit, daß Schiffsärzte, die oftmals als einzige Mitglieder
einer Schiffsbesatzung eine wissenschaftliche Erziehung
genossen hatten, während ihrer Reisen ihren eigentlichen
Tätigkeitsbereich erweiterten und sich als Naturforscher
engagierten.[44]

Berühmte Beispiele sind:

> Der Astronom G.B. AIRY (1801-1892)
> Der Meteorologe J. HERSCHEL (1738-1822)
> - und besonders -
> Der Naturforscher und Begründer der Evolutionstheorie Charles DARWIN (1809-1882)[45]

Wie die Genannten nutzte auch Thomas Spencer WELLS die
sich ihm bietenden Möglichkeiten, und sicherte durch sein
Bordjournal der Nachwelt eine Fülle interessanter Beobachtungen, Daten und Ereignisse seiner Zeit.

I. 3. Das Leben des Arztes Thomas Spencer WELLS

Thomas Spencer WELLS wurde am 3. Februar 1818 in
St. Albans (Hartfordshire), 20 Kilometer nordwestlich
von London, geboren. Er war das älteste Kind von William
und Harriet WELLS (geb. Wright of Bermondsey).[46] Von
Kindheit an wurde das naturwissenschaftliche Interesse
des jungen WELLS durch seine Eltern in jeglicher Weise
gefördert, und bald schon stand fest, daß er Arzt werden
sollte. Nach einer Grundausbildung in der Schule von

St. Albans, die WELLS bis zu seinem 17. Lebensjahr (1835) besuchte, erhielt er seinen ersten medizinischen Unterricht bei Dr. Michael SADLER in Barnsley, 30 Kilometer nördlich von Sheffield (Mittelengland). Dieser besaß eine sehr umfangreiche Bibliothek und nahm seine Schüler bei Krankenbesuchen stets mit. SADLER war zwar nicht offiziell zur Ausbildung befugt, erteilte also nur privaten Unterricht, war jedoch wegen seiner guten Ausbildung und Führung, die er seinen Schülern angedeihen ließ, besonders beliebt.[47]
Im Jahre 1836 setzte WELLS seine Studien bei dem Amtsarzt Dr. MARSDEN in Leeds fort.[48] Wahrscheinlich war auch diese Ausbildung zunächst seiner privaten Initiative zu verdanken; er fand jedoch bei dieser Gelegenheit Anschluß an die zwar kleine, aber dennoch sehr anerkannte medizinische Schule in Leeds. WELLS erste Vorlesungen in Anatomie bei Dr. Thomas PRIDGIN (1801-1867) und Dr. Joseph GARLICK (1793-1865), sowie der chirurgische Unterricht bei Dr. William HEY (1796-1875) und Dr. Thomas NUNNELY (1809-1870) fielen in diese Zeit. Das Interesse an der Schiffsmedizin hat höchstwahrscheinlich Dr. William PRICE (1785-1867) geweckt, der als pensionierter Schiffsarzt in Leeds lehrte.[49] Er erzählte möglicherweise dem jungen WELLS einige seiner eigenen bedeutsamen Erlebnisse auf See. 1837 siedelte Thomas Spencer WELLS nach Dublin[50] zum "Trinity College" über, wo er von dem Anatomen Robert James GRAVES (1797-1853)[51] und dem berühmten englischen Kliniker William STOKES (1804-1878), der mit seinem 1837 erschienen Werk "Treatise on the diagnosis and treatment of diseases of the chest"[52] Aufsehen erregte, unterrichtet wurde. In dieser Zeit konkurrierte Dublin mit Edinburgh um die Vormachtstellung in der klinischen Lehre.
Dabei legten die Lehrenden in Dublin, neben der allgemein üblichen genauen Beachtung der Symptomatik von Krankheiten, vor allen Dingen Wert auf das Verständnis pathologischer Zusammenhänge.[53] WELLS profitierte von dieser Art der Ausbildung und machte sie sich auch später immer wieder zunutze.[54] In Dublin gab WELLS im Jahre 1839 auch sein

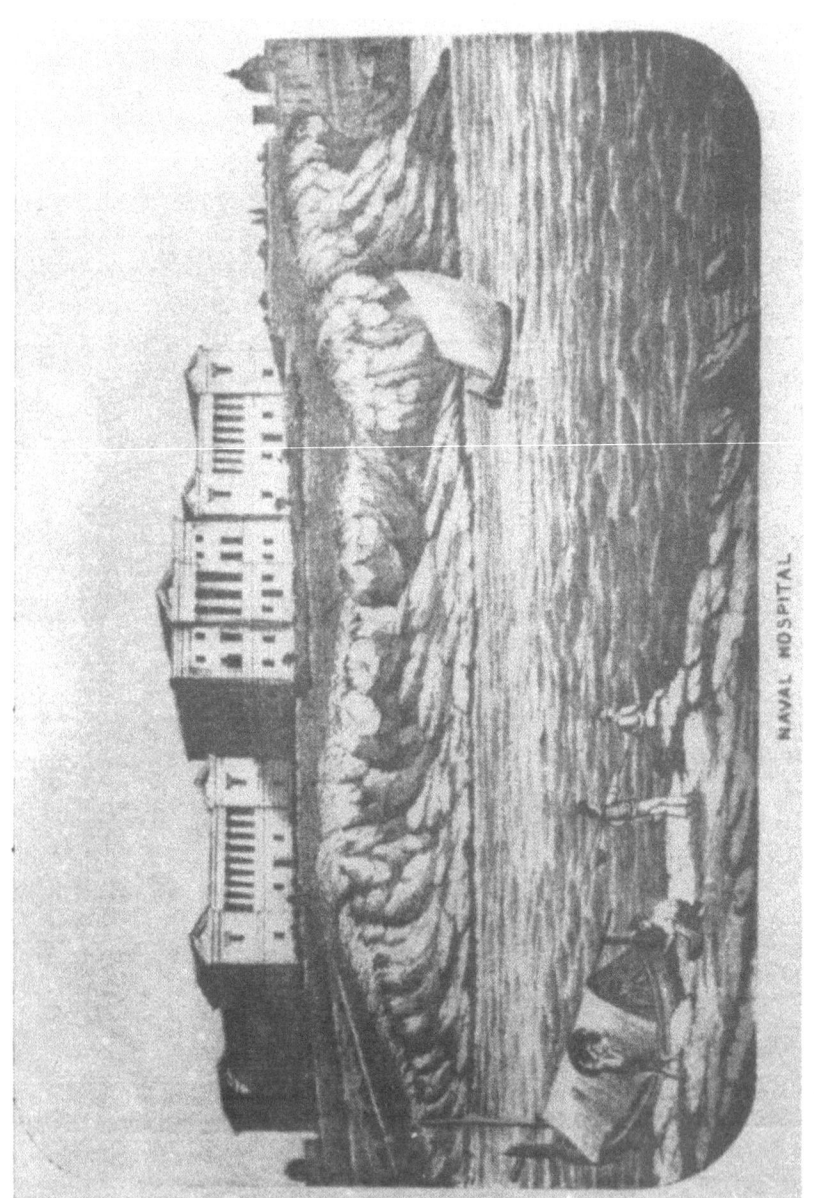

ABBILDUNG 4

Naval Hospital in Malta ("Bighi-Hospital")

erstes Essay heraus, in dem er sich mit der Bronchotomie
beschäftigte.[55] Zwischen 1839 und 1841 vervollständigte er
seine medizinischen Studien am St. Thomas's Hospital in
London. Dort belegte er Kurse in Medizin, Chirurgie und
Geburtshilfe. Am 26. April 1841 wurde Thomas Spencer WELLS
Mitglied des Royal College of Surgeons (R.C.S.) in London.
Diese Mitgliedschaft war einem medizinischen Examen gleich-
zusetzen. Noch im selben Jahr lieferte er einen Artikel
über Bronchotomie für die "Cyclopedia of Practical
Surgery" (Hrsg.: William COSTELLO), und trat am 17. September 1841 der britischen Marine bei.[56]
Für diese Entscheidung dürfte die Beeinflussung durch
seinen Gönner Sir William BURNETT ausschlaggebend gewesen sein.[57] BURNETT hatte der Schiffsmedizin im 19. Jahrhundert ganz entscheidende Impulse gegeben. Nachdem er
als erster "Medical Officer" ins Marineministerium berufen worden war,[58] den Posten eines "Physician General"
(1832) und sogar des "Director General" (1843) erhalten
hatte, konnte er seine ungewöhnlichen administrativen
Fähigkeiten in vollem Umfang zugunsten der Schiffsmedizin
einsetzen. Zwar hatte er auch klinische Interessen, wie
die Einführung des Stethoskops in die Schiffsmedizin, und
seine Abhandlungen "Account of the bilious Remittent
Fever in the Mediterranean Fleet" (1814) oder "Account of
a Contagious Fever" (1831), erkennen lassen, sein eigent-
liches Engagement jedoch lag auf dem Gebiet der Organisa-
tion und der Verwaltung. Er widmete sich mit Erfolg verschiedenen Reformen, z.B. revidierte er die "Surgeons'
Instructions", sorgte für humanere Behandlung der Geistes-
kranken in den Marinehospitälern und machte sich vor
allem um die Einführung der "Statistical Reports on the
Health of the Navy" verdient.[59] Aufgrund seiner exponierten
Stellung fiel es BURNETT ohne Zweifel nicht schwer, seinem
Schützling Thomas Spencer WELLS schon zu Beginn der Laufbahn eine gute Anstellung als Arzt am Marinehospital in
Malta, besser bekannt unter dem Namen "Bighi-Hospital",
zu verschaffen[60] (Abb. 4).

Das Marinehospital in Malta war um 1840 das am besten ausgerüstete Lazarett, das die Engländer im Mittelmeergebiet besaßen:[61]

> "...The first stone was laid ... on the 23rd March 1830 the work being entrusted to two Maltese architects and completed in 1832..." [62]

Ein zeitgenössischer Autor beschreibt das Hospital folgendermaßen:

> "...It is capable of containing 250 patients having two large and four small wards, besides rooms for officers, in each pavillon... . It receives about eight per cent of the ships' companies of the fleet yearly, being with ten thousand men about eight hundred in the year..." [63]

Die Sterblichkeitsquote erscheint mit 4% als besonders niedrig (das "Bermuda-Hospital"[64] auf den Bermuda Inseln hatte zwischen 1811 und 1878 eine Quote von durchschnittlich 5,5% und im Jahre 1843 starben 8,7% aller eingelieferten Patienten)[65], wenn man bedenkt, daß nur die schwierigsten Fälle in das "Bighi-Hospital" überwiesen wurden.[66]

Am 28. April 1845 wurde WELLS Mitglied der "Societa Medica d' Incoraggiamento".[67] Diese Berufung bestätigte das hohe Ansehen, das er in Malta genoß.
Während seines Aufenthaltes auf der Mittelmeerinsel veröffentlichte WELLS folgende Werke:

1. "Report of Cases Treated in the Royal Naval Hospital Malta in 1843 and 1844"[68] über die Krankheiten, von denen die Soldaten auf Malta befallen wurden;
2. "Case of human rabies occured in 1847" über die vergebliche Behandlung eines an Tollwut Erkrankten mit Ätherinhalationen.[69]

Bei einem Englandaufenthalt im Mai 1845 wurde WELLS von Sir William BURNETT angewiesen, für weitere drei Jahre am "Bighi-Hospital" zu arbeiten.[70]
Zwischenzeitlich gab er sich jedoch nicht allein mit seiner Arbeit in Malta zufrieden. Nachdem WELLS 1844 als jüngster Schiffsarzt zum F.R.C.S. (Fellow of the Royal

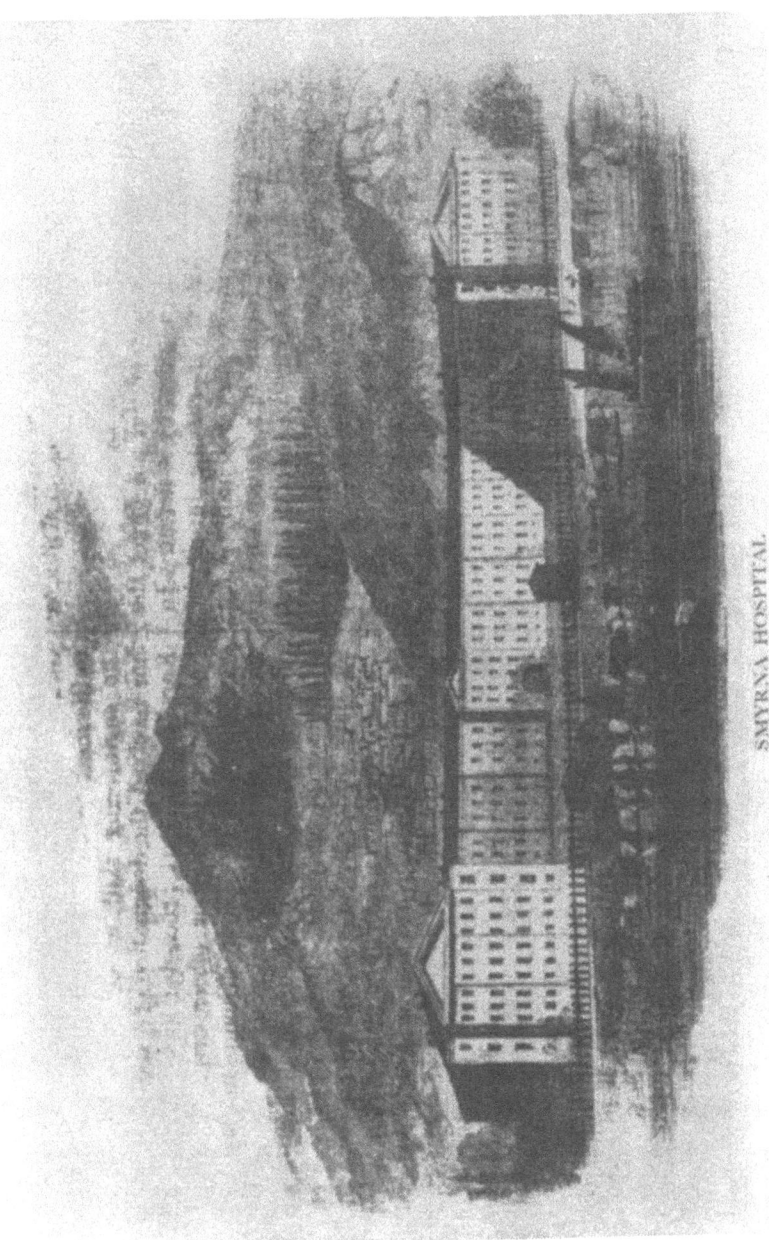

ABBILDUNG 5

"Smyrna-Hospital" (Izmir, Türkei)

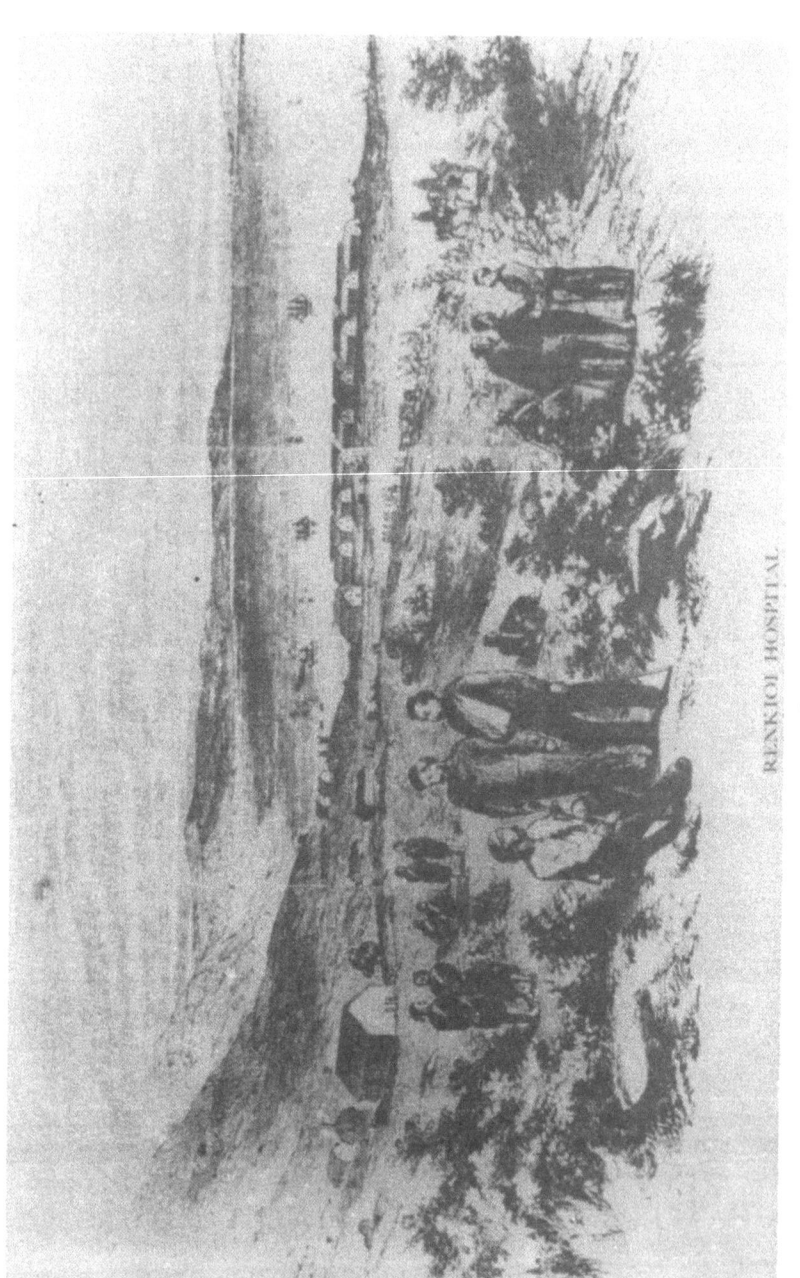

ABBILDUNG 6
"Renkioi-Hospital" (Dardanellen)

College of Surgeons) berufen worden war, übernahm er
weitere Aufgaben, wie z.B. post-mortem-Untersuchungen,
und schickte 33 von ihm selbst angefertigte pathologische
Präparate zum "Haslar-Hospital".[71,72] Außerdem machte er
ausführliche meteorologische Aufzeichnungen über Malta.[73]
Am 3. Februar 1848 wurde Thomas Spencer WELLS vom "Assistant
Surgeon" zum "Surgeon" befördert. Es folgten, nach seiner
Abreise aus Malta, wissenschaftliche Studien in Paris, dem
zu jener Zeit bedeutendsten Zentrum medizinischer Ausbildung,[74] sowie in Ägypten und in Pavia (Italien).[75] Im Jahre
1851 veröffentlichte WELLS sein erstes Buch "The Scale of
Medicines with which Merchant Ships are to be furnished ...
with observations of the means of preserving and increasing the comfort of seamen".[76,77] Dieses Werk sollte
die hauptsächlich von Sir William BURNETT durchgesetzten
Verbesserungen der medizinischen Versorgung an Bord von
Kriegsschiffen auch für die englische Handelsmarine nutzbar machen (vgl. I. 4.).
Das Jahr 1852 verbrachte WELLS als Schiffsarzt auf See.
Bis zum Februar des Jahres 1853 war er auf der Schaluppe
"Modeste", die im Mittelmeer kreuzte, tätig.[78] An Bord
dieses Schiffes besuchte WELLS Malta, die Ionischen Inseln und die italienische Küste. Während dieser Reise
verfaßte er sein umfangreiches Bordjournal.
Am 5. Februar 1853 bat WELLS um die Entlassung aus seinem
Amt als Marineschiffsarzt aufgrund eines Lungenleidens.
Der Bitte wurde stattgegeben, und WELLS zunächst nicht
mehr im Marinedienst eingesetzt.[79] Er arbeitete bis 1854
in London, unter anderem am "Samaritan Free Hospital for
Women and Children".[80] Während des Krimkrieges wurde
WELLS zwischen 1854 und 1856 erneut als Schiffsarzt der
Royal Navy verpflichtet, da die großen englischen Verluste den Einsatz bereits entlassener Schiffsärzte notwendig machte. Diese Aufgabe führte WELLS zunächst zum
"Smyrna-Hospital" (bei Izmir, Türkei - vgl. Abb. 5) und
später auch zum "Renkioi-Hospital" (auf den Dardanellen -
vgl. Abb. 6).[81]

Nach seiner Rückkehr nach London an das "Samaritan-Hospital" konzentrierte sich WELLS immer mehr auf sein neues Spezialgebiet: die Gynäkologie. Es dürfte unzweifelhaft sein, daß sich in der Wahl dieses medizinischen Faches vor allen Dingen die Beeinflussung durch den Londoner Gynäkologen Isaac Baker BROWN (1812-1873)[82] wiederspiegelte, der schon um 1854 die bis dahin verpönte Ovariotomie wieder aufleben ließ.

BROWN hatte nach mehreren Mißerfolgen bei der Punktion zystischer Ovarialtumoren bei einigen Patientinnen die Exstirpation des Tumors als Therapie vorgenommen, war jedoch aufgrund der hohen Letalität, die diese Methode mit sich brachte, vor weiteren Operationen zurückgeschreckt.

Im Jahre 1858 war es dann WELLS, der eine Ovariotomie erfolgreich durchführen konnte, und bis 1862 hatte er 33 Operationen dieser Art ohne Komplikationen unternommen. Solange die Ovariotomie, aufgrund der fast immer auftretenden Sepsis, noch eine lebensgefährliche Operation war, hatte man zystische wie auch solide Tumoren der Eierstöcke mittels Punktion und anschließender Jodinjektion behandelt. Das Geheimnis der WELLS'schen Erfolge mit der Ovariotomie lag in seiner peinlichen Reinlichkeit, sowie in der Anwendung seiner berühmten Klammer. Die Operation verlief folgendermaßen: Bauchschnitt median, Abdecken der Därme, Punktion der Zyste mit dem mit Faßzähnen versehenen Troikart, langsames, der Entleerung entsprechendes Vorziehen der Zyste, Trennung und Versorgung von Adhäsionen, danach als revolutionierende Neuerung die Fixation des Stieles mit der von WELLS entwickelten Ovarialklammer im Niveau der Bauchwunde und Schluß derselben mit tiefgreifenden Nähten. Die Klammer blieb bis zum Abfallen liegen. Die Nekrose der absterbenden Partien fand durch dieses Vorgehen außerhalb der Peritonealhöhle statt; die beim Abbinden und Versenken des Stieles fast regelmäßig auftretende Peritonitis konnte vermieden werden. Bei der späteren Behandlung unter aseptischen Bedingungen wurde es allmählich wieder üblich, den

THE
SCALE OF MEDICINES

WITH WHICH

MERCHANT VESSELS ARE TO BE FURNISHED,

BY COMMAND OF THE PRIVY COUNCIL FOR TRADE,

IN PURSUANCE OF THE 63rd CLAUSE OF THE "MERCANTILE MARINE ACT, 1850."

WITH OBSERVATIONS ON THE MEANS OF

PRESERVING THE HEALTH AND INCREASING THE COMFORTS OF MERCHANT SEAMEN;

DIRECTIONS FOR THE USE OF THE MEDICINES, AND FOR THE TREATMENT OF VARIOUS ACCIDENTS AND DISEASES.

BY T. SPENCER WELLS, F.R.C.S.,
SURGEON, ROYAL NAVY;

LATE SURGEON OF H.M.S. TRAFALGAR; FORMERLY ASSISTANT SURGEON IN MALTA NAVAL HOSPITAL.

SECOND THOUSAND.

―◆―

LONDON:
WM. S. ORR & CO., PATERNOSTER ROW.

MDCCCLI.

ABBILDUNG 7
(Titelblatt des ersten Buches von Thomas Spencer Wells
"The Scale of medicines... ,London 1851)

Stiel zu versenken, eine Operationsart, die auch WELLS im hohen Alter noch erfolgreich durchführte.[83]
Nur wenige Jahre praktischer Erfahrung genügten, um, bei wachsender Routine, Verbesserungen der Operationsmethode und höheren Erfolgsquoten, ein solches Vertrauen bei seinen Kollegen zu erlangen, daß ihm von allen Seiten Patientinnen zugewiesen wurden. Aus ganz Europa kamen Chirurgen, um sich die notwendigen Kenntnisse seines Verfahrens anzueignen und im Jahre 1881 hatte WELLS insgesamt über 1.000 Fälle von Ovariotomie durchgeführt.
Sein sozialer und medizinischer Aufstieg gingen Hand in Hand: 1882 wurde WELLS zum "Surgeon to the Queens Household", außerdem zum Professor der Chirurgie und der Pathologischen Anatomie, und 1890 zum Präsidenten des Royal College of Surgeons ernannt. Neben zahlreichen weiteren Veröffentlichungen befaßte er sich auch mit hygienischen Problemen, mit der Augenheilkunde und dem Hospitalismus.[84] Am 31.1.1897 starb Sir Thomas Spencer WELLS im Alter von 68 Jahren in Cap Antibes bei Cannes.[85]

I. 4. "The Scale of Medicines with which Merchant Vessels are to be Furnished" (London, 1851)

Im Jahre 1851, noch vor seiner Tätigkeit als Schiffsarzt auf der "Modeste", veröffentlichte Thomas Spencer WELLS in London sein erstes Buch mit dem Titel "The Scale of Medicines with which Merchant Vessels are to be Furnished" (s. Abb. 7). Es enthielt Vorschriften und Hinweise für die medizinische Versorgung auf Handelsschiffen, die keinen Schiffsarzt an Bord hatten. Da nach dem "Mercantile Marine Act" von 1850 alle Handelsschiffe mit über 100 Mann Besatzung verpflichtet waren, einen "Surgeon" an Bord zu haben, richtete sich das Buch insbesondere an die Kapitäne kleinerer Handelsschiffe, die oftmals die ärztlichen Aufgaben an Bord selbst mitübernahmen.
Unter der Aufsicht und Führung von Sir William BURNETT

hatte der englische Arzt Mc ARTHUR bereits im Jahre 1844 ein kleines Buch gleichen Titels verfaßt, um den Seeleuten auf den englischen Handelsschiffen die Behandlung von Unfällen und Erkrankungen sowie die Anwendung einer begrenzten Anzahl von Arzneimitteln auch ohne eine entsprechende Ausbildung zu ermöglichen.[86]
Durch das neue Gesetz für die Handelsmarine ("Mercantile Marine Act" von 1850) war jedoch die Verantwortung für die medizinische Versorgung an Bord englischer Handelsschiffe aus der Hand der "Lords of Admiralty" in die des "Boards of Trade" übergegangen, der eine Erweiterung und Neuveröffentlichung des inzwischen in fünf Ausgaben erschienenen Werks Mc ARTHURS wünschte. Mit dieser Aufgabe betraute der "Board of Trade" Thomas Spencer WELLS.

Bei der Abfassung des Textes hatte WELLS folgendes besonders zu beachten:
1. Die medizinischen Fachausdrücke sollten vermieden und einfache, auch dem medizinischen Laien verständliche Anweisungen gegeben werden,
2. eine Verschlimmerung des Krankheitszustandes durch falsche Medikamente oder Behandlungsmethoden ausgeschlossen werden, und
3. sollte das Buch Anweisungen zur Ersten-Hilfe bei Unfällen enthalten, die so einfach durchführbar waren, daß sie jederzeit von jedem beliebigen Mitglied der Besatzung angewendet werden konnten.[87]

Thomas Spencer WELLS gliederte sein Buch in drei verschiedene Abschnitte:
Der <u>erste</u> Abschnitt (p. 9-58) befaßte sich mit Vorsorgemaßnahmen, die zur Vermeidung von Unfällen und Krankheiten an Bord getroffen werden sollten. Hierzu gehörten neben Anweisungen zur Ventilation,[88] Reinlichkeit und Trockenheit auch Vorschläge für die Ernährung, Kleidung und Einhaltung einer ausreichenden Disziplin innerhalb der Besatzung.

but the above plan is the best for a non-professional man to follow.

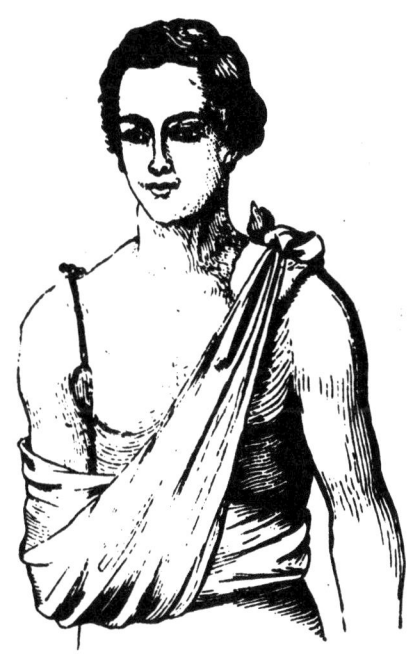

The *bones of the arm* may be broken above or below the elbow. There is but one bone between the shoulder and elbow; two between the elbow and hand, one or both of which may be broken. When the bone above the elbow is broken, it is supported best by four splints, one behind, one in front, one on the outside, all reaching from the shoulder to the elbow, and one on the inside shorter, from the arm-pit to the elbow. Pads of tow or cotton, wrapped up in linen, so as to line the splints, should be tied around them; the pad lying between the inside of the splint and the arms, to prevent painful pressure of the edges of the splint, and to give uniform support to all parts of the arm. The arm is straightened, the pads and splints carefully applied and fixed by a bandage or a couple of handkerchiefs tied round them. The hand and wrist are then supported by a sling, the elbow being allowed to fall, and thus draw down the

ABBILDUNG 8
(Ärztliche Sofortmaßnahmen aus dem Buch
"The Scale of Medicines...")

the broken pieces of bone together by long strips of adhesive plaster, as shown in the drawing.

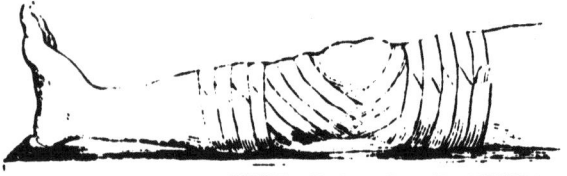

Either of the two bones between the knee and ankle may be broken singly, or both may be broken at the same time. The injury of the large shin bone is at once evident to the eye and touch; but the small bone is covered by flesh, and it is very difficult to determine if it be broken or not, except very near the ankle, when the bone comes near the surface.

When the small bone alone is broken, it is merely necessary to lay the leg on a pillow and keep it quiet for three or four weeks. Even when the large bone alone is injured, the small one becomes so great a support, that little more is necessary. A sheet is to be folded to a length reaching from the knee to the sole of the foot, and a pillow laid upon the centre as in the drawing at page 93. On this the limb is placed. The ends are then rolled up to each side of the limb, either simply or upon pieces of thin deal. Two or three

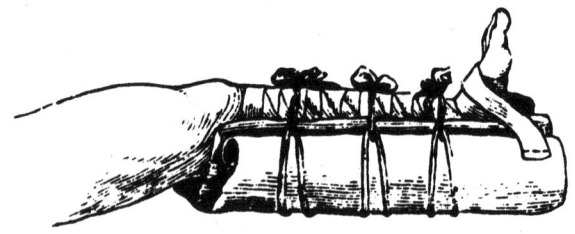

ABBILDUNGEN 9 UND 1o
(Ärztliche Sofortmaßnahmen aus dem Buch
"The Scale of Medicines...")

Der zweite Abschnitt (p. 59-175) enthielt eine alphabetische Auflistung derjenigen Krankheiten und Unfälle, die erfahrungsgemäß an Bord auftraten, wobei neben der Beschreibung der Symptome auch die jeweiligen Behandlungsmaßnahmen erklärt wurden. Zu den besprochenen Themen gehörten u.a. Asthma, Tierbisse, Verrenkungen, Epilepsie, Rheumatismus, Seekrankheit (s. Abb. 8, 9 u. 10).

Im dritten Abschnitt (p. 175-190) gab WELLS zunächst diejenigen Arzneimittel an, die in der Schiffsarzneikiste mitgeführt werden sollten, und erklärte ihre Anwendung. Weiterhin beschrieb er die Zubereitung einer speziellen Kost für erkrankte Seeleute und stellte eine Liste medizinischer Instrumente auf, die die Schiffsarzneikiste vervollständigen sollten.

Aufgrund der einfachen und verständlichen Schreibweise bot das Buch außerhalb seiner eigentlichen Bestimmung auch für jene Menschen einen nützlichen Ratgeber, die ärztliche Hilfe aus geographischen oder auch finanziellen Gründen nicht in Anspruch nehmen konnten.[89] Die von Thomas Spencer WELLS konsequent beachtete Aufgabenstellung machte sein Werk zum praktischen Ratgeber weiterer Anleitungen zur medizinischen Selbsthilfe.[90]

Einige, in dem Buch "The Scale of Medicines..." von WELLS angesprochene Themen finden sich in fast unveränderter Weise auch in dem ca. zwei Jahre später verfaßten Schiffstagebuch der "Modeste" wieder. Vor allen Dingen in Bezug auf das noch zu besprechende Problem der Ventilation (vgl. S.79ff) an Bord sind die Aussagen des Verfassers in beiden Büchern nahezu identisch.[91]

II. 1. Beschreibung der Quelle

Das in englischer Sprache abgefaßte, handschriftliche Bordjournal der Schaluppe "Modeste" - im folgenden als "WELLS' Journal" bezeichnet -, das der englische Schiffsarzt Thomas Spencer WELLS zwischen dem 1. Januar und dem 31. Dezember 1852 niederschrieb, umfaßt insgesamt 139 Seiten und wird im Public Record Office (London) unter der Signatur "ADM 101 109/3 9938" aufbewahrt (Format: 38 cm Länge x 25,5 cm Breite).
Die ersten 46 Seiten des Journals sind unpaginiert, enthalten Angaben zur medizinischen Statistik und entsprechen in der Anlage weitgehend dem "Daily Sick Book"; die diesem Abschnitt folgenden sog. "General Remarks" umfassen 93 paginierte Seiten (1-93).

Das "Daily Sick Book" enthält ausschließlich Formblätter verschiedener Unterteilungen.
Folgende Schemata wurden verwendet

a) Copy of the Daily Sick Book of H.M.S. Modeste from the 1st of January to the 31st of December 1852

Copy of the Daily Sick Book of H.M.S. Modeste from the 30th of August to the 31st of December 1851

Entry	Name	Age	Quality	Disease	Discharge	How disposed of	Days on list

b) TABLE I

A NOSOLOGICAL SYNOPSIS of the Sick Book kept during the Period of this Journal, in conformity with the 30th Article of the Surgeons' Instructions

In der folgenden Tabelle wurden alle an Bord vorgekommenen Erkrankungen, die im Daily Sick Book chronologisch aufgeführt wurden, systematisch zusammengefaßt. Um statistische Werte zu erhalten, sind Todesfälle, Invalidität und Aufenthalte in den Marinehospitälern gesondert aufgeführt.

Beispiel für "Table I":

DISEASES	Total	Numbers					
		Discharged to Duty	Send to the hospital	Died on Board	Invalided	Remaining	No of such cases as are detailed in the Journal
Fevers:							
Continued	8	8					
Intermittent	6	4				2	1 2
Remittent...							

c) TABLE II

A LIST of Men who, during the period of this Journal have received Wounds or Hurts, which may, either partly or wholly, disqualify them for the Public Service; or subsequently in any way interfere with their earning a livelihood.

No. on the ship's Books	Names	Age	Quality	Date of Pension Certificate, if granted	Hurts with the nature thereof Time when, how, and where received

d) TABLE III

THIS TABLE, irrespective of the period for which the Journal is rendered, is to be made out annually on the last day of December, or on the day the Medical Officer gives up charge of the Sick; and it is to correspond as nearly as possible with the details contained in the Nosological Returns transmitted between the 1st of

January and the 31st of December, both days inclusive.
Mean numerical strength of the Ship's Company 150

Aus dieser Tabelle ließ sich die Verteilung einzelner Erkrankungen auf verschiedene Altersgruppen und die durchschnittliche Krankheitsdauer ablesen.

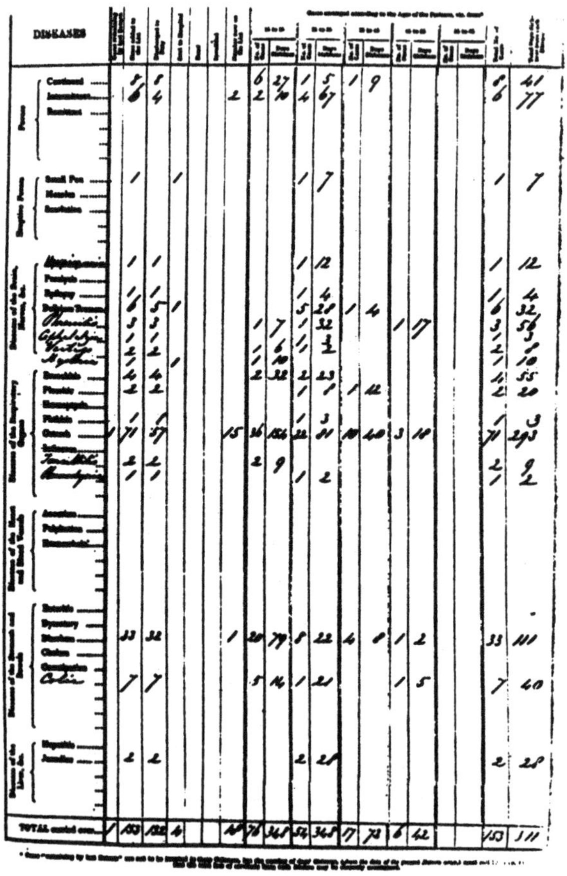

ABBILDUNG 11
Beispiel für "TABLE III"

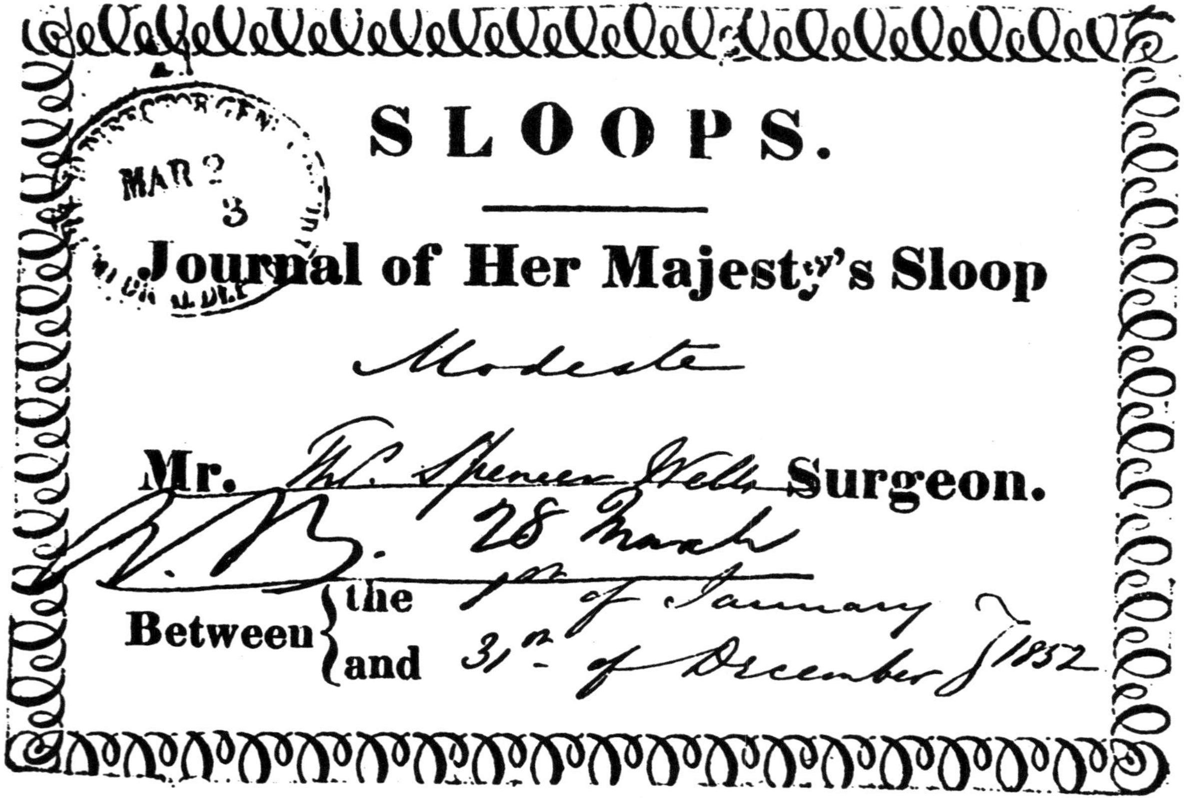

SLOOPS.

Journal of Her Majesty's Sloop

Modeste

Mr. [signature] Surgeon.
28 March

Between { the 1st of January 1852
and 31st December 1852

ABBILDUNG 12
Titelseite von "Wells' Journal"

e) No. 11, and Art. 32, of the Surgeons' Instructions.

MEDICAL and SURGICAL JOURNAL of HER MAJESTY'S SLOOP Modeste between the 1st of January and the 31st of December 1852; during this time the said Sloop has been employed in the Mediterranean.

In diesem sog. "Medical and Surgical Journal" wurden die interessantesten der an Bord vorkommenden Krankheitsfälle in Form einer stichwortartigen Krankengeschichte festgehalten.
(Etwaige Anmerkungen oder Zitate aus diesem medizinisch-statistischen Abschnitt des Bordjournals werden, da Seitenzahlen nicht angegeben sind, entweder unter Angabe der Formblattnummer oder beim "Medical and Surgical Journal" durch die Nummer der entsprechenden Krankengeschichte gekennzeichnet).

Nature of Disease	No. of Case	Men's Names, Ages Qualities, Time when and where taken ill, and how disposed of	The History, Symptoms, Treatment, and Daily Progress of the Disease or Hurt

Auf der Titelseite von WELLS' Journal ist in einem ornamentverzierten Rechteck der Titel des Journals, der Name des Schiffes wie der des Surgeons und der Zeitraum in dem es geführt wurde, eingetragen. Zusätzlich befinden sich im linken unteren Teil des Titelblattes die Initialen "W" und "B", die mit großer Sicherheit von Sir William BURNETT geschrieben worden sind, der das ihm übergebene Journal in dieser Art gegenzeichnete[92] (vgl. Abb. 12).

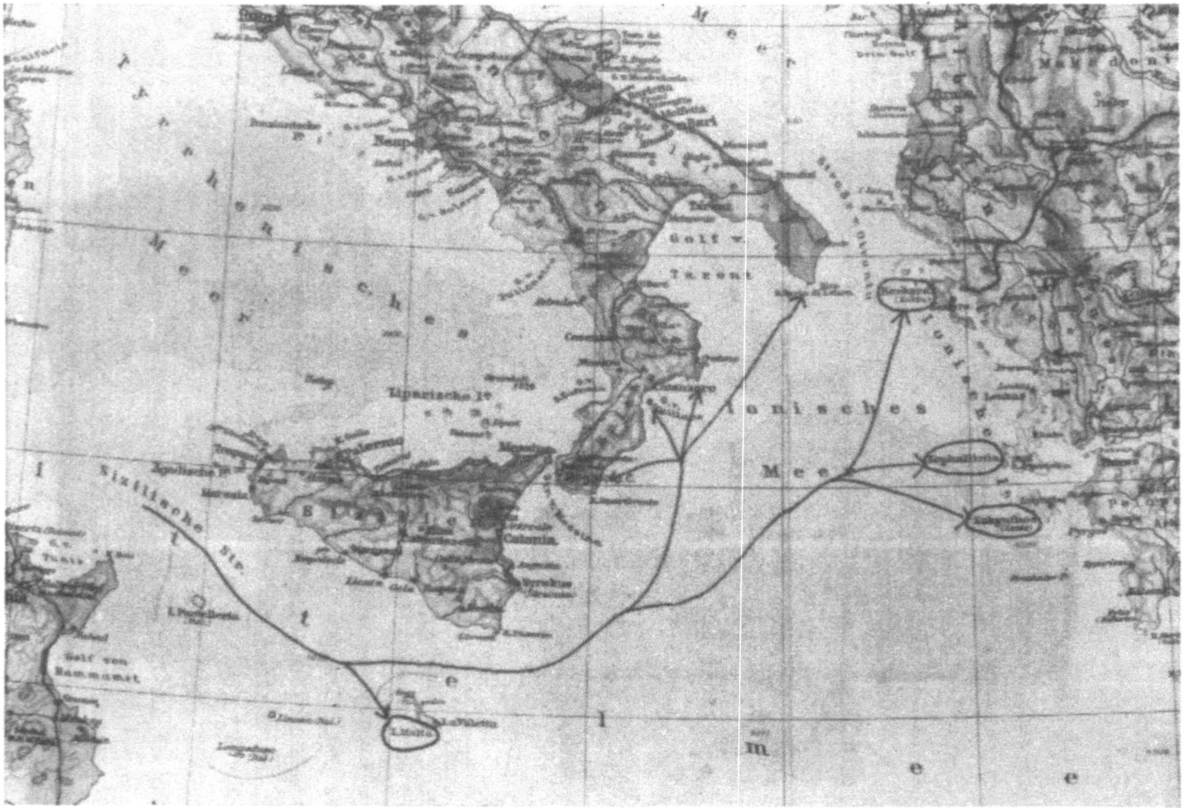

ABBILDUNG 13

Reisestationen der "Modeste"

II. 2. a. Verlauf, Ziel und Zweck der Reise

Thomas Spencer WELLS war Schiffsarzt auf der Schaluppe "Modeste" vom 30.8.1851 bis zum 28.3.1853.[93] Sichere Angaben über den Aufenthalt des Schiffes sind aus dem Bordjournal, welches WELLS anlegte, nur für das Jahr 1852 zu belegen. Da er jedoch in England, und zwar in der Hafenstadt Sheerness an der Mündung des Medway in die Themse an Bord ging,[94] muß für die Anfangszeit seines Dienstes auf der "Modeste" (September-Dezember 1851) zunächst die Überfahrt des Schiffes von England zum Mittelmeer angenommen werden. Während des Jahres 1852 kreuzte das Schiff zwischen den Ionischen Inseln Cephalonia (Kephallinia), Korfu (Kerkyra), Zante (Zakynthos) und Santa Maura (Leukas), sowie der Stadt Konstantinopel, der Insel Malta und der Südküste Italiens in folgenden Zeiträumen:[95]

Januar - Mitte Februar 1852	Kephallinia
Mitte Februar - Juli 1852	Korfu
August 1852	Auf See und in Konstantinopel
September - Oktober 1852	Auf See und auf Korfu
November 1852	Auf See und auf Malta
Dezember 1852	Auf See und an der Südküste Italiens

(vgl. S. 28)

Man kann davon ausgehen, daß das Schiff sich auch die restliche Zeit bis zum 28.3.1853 an den vorgenannten Plätzen aufgehalten hat. Es besteht kein Hinweis darauf, daß WELLS auf der "Modeste" die Heimreise nach England angetreten hat.

Für Thomas Spencer WELLS war die Reise die erste ernsthafte Bewährungsprobe als Arzt, mußte er doch völlig auf sich allein gestellt - abgesehen von der Hilfe seines Assistant Surgeons Mr. PEARSE[96] - zum ersten Mal eigenverantwortlich über die Gesundheit vieler Menschen wachen.

Neben neuen Erfahrungen auf dem medizinischen Sektor sollte er vor allen Dingen auch die besonderen Lebensumstände an Bord eines Schiffes kennenlernen.

II. 2. b. Die Ionischen Inseln

WELLS gliederte seine Betrachtungen zu diesem Thema in fünf verschiedene Abschnitte:

1. Geographie und Klima
2. Lebensbedingungen der Ionier
3. Krankheiten unter der einheimischen Bevölkerung und unter den Besatzungstruppen
4. Kräuter als Heilmittel
5. Verlauf und Statistik einer Pockenepidemie auf Korfu

Dabei wurde jedoch jedes einzelne Kapitel bzw. Unterkapitel durch die Unterstreichung eines charakteristischen Wortes gekennzeichnet.[97]
Die Beschreibung der Insel Korfu nahm sehr breiten Raum ein, während bei den anderen Inseln nur noch die Abweichungen bzw. die Besonderheiten erwähnt worden sind.

1. Geographie und Klima

Die Ionischen Inseln bestehen aus fünf größeren Inseln, nämlich Kerkyra, Kephallinia, Leukas, Zakynthos und Thiaki, sowie den kleineren Inseln Merlera, Fano, Samothrake, Antipaxo, Kalamo und Meganisi. Sie liegen an der Westküste Griechenlands im Ionischen Meer. WELLS beschrieb in seinen "Remarks of the Medical Topography of the Ionian Islands"[98] zunächst Korfu, dann Cephalonia, Zante und Santa Maura. Am Beginn der Kapitel über jede der vier Inseln gab der Autor die geographische Einordnung nach Längen- und Breitengraden und die Verbindungen zum Festland oder zu

anderen Inseln an. Entfernungen wurden dabei jeweils in
geographischen Meilen (1,852 km), Gebiete in Quadrat-
meilen angegeben. Einer meistens sehr phantasievollen
Beschreibung der Topographie
> "...In form the Island is an irregular oval with
> deep inductations on the west..." 99

folgten detaillierte geologische Betrachtungen in Verbindung mit Angaben über die vorhandenen Süßwasserquellen
und deren chemischer Zusammensetzung.[100] Besonderer Wert
wurde jeweils auf das Vorkommen von Mooren und Sümpfen
gelegt, was die Beeinflussung des Autors durch die
Miasmentheorie deutlich macht.
Die Auffassung der Miasmatiker ging auf die hippokratische
Lehre zurück, in der die Gesundheit des menschlichen Körpers von einer richtigen Säftemischung, Eukrasie, abhing.
Die Eukrasie konnte durch verschiedene Faktoren in Mit-
leidenschaft gezogen werden, z.B. durch Gifte und Umwelt-
einflüsse. Besonders gefährlich sollten "ungesunde Substanzen", sog. Miasmen, sein, die mit der Luft eingeatmet
wurden und vor allem als Ursache epidemischer Krankheiten
galten.[101,102] Der aus dem Italienischen abgeleitete Name
Malaria (mala aria = böse Luft) spiegelt diese irrtümliche
Vorstellung von der Ätiologie der Erkrankung wieder, die
erst mit der Entdeckung des Malariaerregers durch den
französischen Militärarzt Charles Louis Alphonse LAVERAN
(1845-1922) im Jahre 1880 korrigiert wurde.
Interessant in diesem Zusammenhang ist der Hinweis auf
den mißglückten Versuch der französischen Besatzungstruppen, die im Jahre 1814 auf Korfu einen Kanal zwischen
dem Hauptsumpf der Insel und dem Meer anlegen wollten,
wobei es zu einer teilweisen Versumpfung des nicht fertig-
gestellten Kanals kam, und die Franzosen daraufhin etwa
2.000 Mann ihrer Truppen durch Malaria und andere Fiebererkrankungen verloren.
> "...Fever remittent ... began to prevail and the
> French soon lost 2.000 men among the troops who
> were quartered in the neighbourhood..." 103

Weiten Raum in den klimatischen Beschreibungen nahmen
die Temperaturmessungen ein. Dabei zog WELLS sowohl eigene
Meßwerte heran, als auch Werte von Zeitgenossen. In Korfu
griff er z.B. auf Messungen des Bibliothekars W. MACKENZIE
zurück, die dieser im Zeitraum von 1839 bis 1849 vornahm.[104]
Die Angaben der Temperaturmeßwerte erfolgten nach der
Fahrenheit-Skala; Luftdruckmessungen fehlten ebensowenig
wie Messungen über die Menge der auf Korfu niedergehenden
Niederschläge.

> "...Estimated by Carpley's patent fluviometer the
> average yearly fall was upwards of 45 inches, the
> total Quantity of rain in the ten years being 458,35
> inches, and the number of rainy days for the whole
> period being 1188..." [105]

Nachdem der Autor die in diesen Regionen recht häufigen
Erdbeben erwähnt hatte,

> "...light shocks of earthquakes are not uncommon,
> but there has been no severe shock since 1819..." [106]

bildete die Feststellung der zur jeweiligen Jahreszeit
vorherrschenden Winde den Abschluß der Klimabeschreibungen.

2. Lebensbedingungen der Ionier

Während des Aufenthaltes von Thomas Spencer WELLS auf
Korfu standen ihm dort für seine Untersuchungen keine
genauen Bevölkerungsstatistiken zur Verfügung. Aus Berichten der Regierung schätzte er die Zahl der Gesamtbevölkerung auf 70.000 Menschen, davon sollten 37.970
männlichen und 32.915 weiblichen Geschlechts sein. Laut
vorliegendem Bericht waren 15.000 Personen in der Landwirtschaft tätig, 1.550 in den Fabriken und 1.650 im
Handel. Diese Angaben erschienen WELLS zu niedrig, nach
seiner eigenen Einschätzung war es aber richtig, daß für
den überwiegenden Teil der Bevölkerung die Landwirtschaft
die Existenzgrundlage bot; dabei arbeiteten sowohl die
Frauen als auch die Kinder in den meisten Fällen mit.[107]
Interessant erscheint wiederum, mit welcher Akribie WELLS
auch die kleinsten oder unscheinbarsten Details der Bevölkerungszusammensetzung in seine Betrachtungen mit

einfließen ließ:
> "...There are about four pistermen in the island, no artists, a few musicians and a large number of professors of law, physic and divinity, but no census had been made of their respective numbers..." 108

Dem Klima entsprechend wurden auf den Ionischen Inseln besonders Oliven, Weintrauben, verschiedene Obstsorten und Gemüse angebaut, während Getreide zum größten Teil importiert werden mußte. Hauptausfuhrartikel waren Oliven, Weintrauben und Wein. WELLS schlug vor, den Anbau von Orangen, Zitronen und Wallnüssen zu verstärken, weil hierdurch neue Exportmöglichkeiten geschaffen würden. Der Satz:
> "...There is still great room for improvement of the agricultural population..." 109

macht ein weiteresMal deutlich, wie WELLS in jedem Augenblick seiner Betrachtungen die Entwicklung des Landes selbst, aber sicher auch den Vorteil Englands, hier z.B. in wirtschaftlicher Hinsicht, im Auge behielt.
Die wenigen kleinen Fabriken auf Korfu stellten hauptsächlich Textilien her, ihr Umsatz machte jedoch unter 10% im Vergleich zumHandwerk aus:
> "...Those (the artisans) alone are estimated at 9.000 pounds a year, while cotton, silk and woodlan manufactures together do not exceed 800 pounds..." 110

Die Beschreibung des Lebensstandards der Menschen auf den Ionischen Inseln beginnt mit der Aufzeichnung der Behausungen (hauptsächlich Hütten, relativ wenig Häuser) und der Schlafstätten (von einfachen Matten bis zu dick gepolsterten Matratzen). Nach WELLS' Ansicht waren die Häuser und Hütten stabil und luftig gebaut, er betrachtete es jedoch als Mangel, daß sie in den Städten so nah zusammen standen, daß ein ausreichender Luftaustausch nicht mehr gewährleistet war. Außerdem hob er hervor, daß die Probleme der Abwasser- und Müllbeseitigung noch ungelöst waren:
> "...Open drains are along many of the streets. Between many of the houses and behind them is a narrow space called "Calle morto" (tote Straße) at which the inhabitants throw all their refuse, except excrements. It is a mystery how this is disposed of

> for very few houses have necessaries and it is not
> allowed to throw this in the "Calle morto" on the
> streets..." 111

Die Straßenabfälle wurden allmorgendlich durch Straßenkehrer zusammengefegt und an einen Platz außerhalb der Stadt gebracht, von wo aus sie oft auch als Dung abtransportiert werden konnten. Besonders kritisierte WELLS die hygienischen Bedingungen, wie anhand seiner Aussage über die Abwasserleitungen deutlich wird:

> "...The drainage, which might be made perfect at a
> slight expense ... is very bad. Indeed there is
> nothing like a regular system of underground
> drainage..." 112

Zum Heizen benutzten die Bewohner der Ionischen Inseln Holz oder Holzkohle. Die Erzeugnisse der Ölmühlen wurden in Öfen verbrannt. Kamine beobachtete WELLS selten, sie kamen fast nur in den Häusern der englischen Bewohner vor.

Die Einwohner der Ionischen Inseln waren aufgrund des warmen Klimas meist nur leicht bekleidet. Baumwolle, Leinen und Wolle stellten die bevorzugten Stoffe dar. Als auffälliges Kennzeichen der Frauen erwähnte WELLS ihren Schmuckreichtum.

Die Ernährung der Bevölkerung war sehr unterschiedlich. Während sich die reichen Bewohner alle Speisen leisten konnten, da die Preise für Nahrung an sich sehr niedrig lagen, ernährte sich die ärmere Landbevölkerung hauptsächlich von Brot und Getreide. Fleischmahlzeiten bedeuteten die Ausnahme. Als Getränke dienten vorwiegend Wasser und Wein.

Hinzu kam das Problem der Ernährung während der Fastenzeiten, die die Griechisch-Orthodoxe Kirche vorschrieb. Insgesamt gab es 191 Fastentage im Jahr, an vielen dieser Tage war nur das Essen von Brot und Gemüse erlaubt, manchmal auch der Genuß von Fisch gestattet. Die Einschränkungen während der Fastenzeiten galten nur bedingt für Kranke und Kinder.

Daneben seien noch zwei Beispiele genannt, die deutlich

machen, mit welcher Genauigkeit und Liebe zum Detail
WELLS auch die Lebensbedingungen der Menschen auf den
Ionischen Inseln beschrieb:

> "...Tobacos smoking is almost universal, it is said
> by some to injure the stomach and general health,
> by others to do good by enabling the system to
> resist malaria by forcing a sort of artificial
> atmosphere around the smoker..." 113

Sicherlich war diese Art des Gesundheitsschutzes bemerkenswert; sie dürfte ihre Wirkung nicht verfehlt haben, denn der Tabakrauch konnte den Erreger der Malaria, die Mücken vom Anopheles-Typ, wenigstens teilweise vom Körper des Rauchenden fernhalten.

> "...The principal amusements of the peasant are
> dancing at fetes in the open air which they do for
> several times together, the women moving slowly in
> circles, the men exciting themselves by stamping
> and jumping..." 114

In dem Kapitel über die Moral und den Charakter der ionischen Bevölkerung nahm WELLS Stellung zu den Vorwürfen einiger Engländer, die Ionier wären die untreuesten, intrigantesten und dümmsten Menschen in ganz Europa:

> "...other speak of their great intelligence,
> vivacity, agreeable manners, hospitality and kindness. My opinion is that their ill qualities have
> been greatly exaggerated..." 115

Für die Erziehung und Ausbildung der jungen Menschen gab es auf Korfu eine Universität, an der Theologie, Jura, Medizin, Philosophie, Griechisch und Englisch gelehrt wurde. Des weiteren befand sich dort ein geistliches Seminar für griechisch-orthodoxe Religion. Wie auch auf den kleineren Inseln gab es Gymnasien, Hauptschulen (sog. "Centralschools") und kleinere Schulen (sog. "Districtschools") auf dem Lande. Die Bezahlung der angestellten Lehrer wurde zur einen Hälfte aus Staatsmitteln, zur anderen Hälfte durch Aufwendungen der Eltern der unterrichteten Kinder bezahlt. Das "Comittee of Public Instructions" war für das gesamte Erziehungswesen verantwortlich. Im Jahre 1851 waren 145 Studenten an der Universität, 15 im geistlichen Seminar und 1.619 Schüler auf einer Centralschool, einer Secondaryschool und 34

Primaryschools. Unter den 1619 Schülern gab es 1361
Jungen und 258 Mädchen. Daß WELLS auch die Ausbildung
und Erziehung der Kinder für ungenügend hielt, macht die
folgende Aussage deutlich:
> "...Off them (1619 scholars) are all the children of
> the poor needing education in the island, the in-
> tellectual condition of the rising generation will
> not be gratifying to the directions of education..." 116

Die politische Situation war durch die englische Besetzung
gekennzeichnet. Die internen Angelegenheiten wurden durch
eine Kammer von Repräsentanten geregelt. Während der Schutz
von Personen und Eigentum fast absolut war, ließ die Frei-
heit des Einzelnen und die Gerechtigkeit bei der Rechts-
sprechung, nach WELLS Ansicht, zu wünschen übrig. Hohe
Steuerlasten, besonders für die arbeitende Bevölkerung,
und gleichzeitig hohe Ausfuhrzölle auf die Exportwaren
der Bauern schufen eine schwierige finanzielle Lage bei
vielen Familien. Indem WELLS sich wiederum streng an seine
Vorschriften für Schiffsärzte hielt (vgl. S. 12 oben),
hatte er auch für dieses Problem einen Lösungsvorschlag
parat:
> "...It is referred that the condition of the people
> might be materially improved by a revision of
> taxation..." 117

Mehrere wohltätige Einrichtungen auf Korfu erregten die
Aufmerksamkeit des Autors: In den Hospitälern wurden auch
mittellose, kranke Menschen aufgenommen; es gab Alten-
heime, die sich vollständig über Spenden finanzierten;
die Einnahmen aus den Ländereien, die verschiedenen Klö-
stern angeschlossen waren, wurden zur Unterstützung der
Armen benutzt. Das "Monte di Pietà" war eine, im ausgehenden Mittelalter in Siena gegründete, staatliche Einrichtung, bei der Geld zu einem Zinssatz von 4% gegen Sicher-
heiten (z.B. Schmuck) verliehen wurde. Diese Maßnahme sollte
möglicherweise die Abhängigkeit der Bauern von den Groß-
grundbesitzern verringern helfen, dennoch erschien die
Wirksamkeit eher gering zu sein. Interessant ist weiterhin
die Erwähnung eines Hauses für Findelkinder. WELLS betrach-

tete die Verringerung der Sterberate von 75% (1835)
auf 62,4% der ausgesetzten Kinder als einen Erfolg des
Findelhauses; die Sterblichkeitsrate erscheint mir sehr
hoch, wenn man berücksichtigt, daß z.B. im Findelhaus in
Bordeaux die jährliche Anzahl der gestorbenen Kinder
zwischen 1850 und 1859 nur 18% betrug.[118]
Die medizinische Versorgung der Bevölkerung von Korfu
wurde hauptsächlich durch das Zivile Krankenhaus gewährleistet, das zwischen 1848 und 1852 insgesamt 6136 Patienten zur stationären Behandlung aufnahm. Die 287 Todesfälle in diesem Zeitraum bedeuteten eine Sterblichkeitsquote von 4,67%. Die Quarantänestation lag mehrere Meilen
außerhalb der Hauptstadt in einer Bucht auf der Insel San
Demetrio; schon mehrmals hatte diese Einrichtung wertvolle
Dienste geleistet, und die Verbreitung ansteckender Krankheiten war durch die Überführung einzelner Erkrankter nach
San Demetrio verhindert worden. Die Versorgung der Patienten
erfolgte dort in Unterkünften, die streng voneinander getrennt waren, wobei sogar Personen in verschiedenen Krankheitsstadien derselben Erkrankung in separaten Räumen
untergebracht waren.[119]
Das Militärhospital war für die medizinische Betreuung
der Besatzungstruppen und Schiffsbesatzungen zuständig.
Es lag auf einem Hügel innerhalb der Zitadelle der Stadt
und war sehr solide und luftig gebaut. Es bestand größtenteils aus Ziegelsteinen und hatte eine Kapazität von
16 - 20 Betten.[120]
Im Gegensatz zu den beiden letztgenannten Gebäuden lag
das Militärgefängnis, in das auch Seeleute zwecks Verbüßung einer Strafe eingeliefert wurden, in einem, wie
WELLS glaubte, besonders malariagefährdeten Gebiet, und
zwar auf der Insel Vido, die durch die häufigen Nordostwinde der schlechten Luft des Butrinto-Sees ausgesetzt
sei - eine Vorstellung, die der damals herrschenden Miasmentheorie entsprach (vgl. S. 31). Dennoch dürfte die Gefährdung der Insassen laut WELLS nicht besonders groß

gewesen sein, da der See über eine Meile vom Militärgefängnis entfernt lag und das Gebäude selbst sehr luftig gebaut war. Über die Lebensbedingungen während der Haft sagte WELLS:

> "...they (the prisoners) have ample exercise and their health is said generally to improve under prison discipline although most men weigh less when they leave than when they enter the prison..." 121

Von besonderer Wichtigkeit waren fraglos die hygienischen Vorkehrungen, welche zur Vermeidung von Epidemien und Erkrankungen allgemein getroffen wurden. So durften Tierschlachtungen nur außerhalb der Stadtmauern vorgenommen werden. Weiterhin waren Begräbnisse innerhalb der Stadt vollständig abgeschafft worden; die Toten fanden ihre letzte Ruhe auf einem Friedhof, der ca. eine Meile von der Stadt entfernt angelegt worden war. Nur in den kleineren Dörfern kam es noch häufiger vor, daß die Toten innerhalb der Kirchenmauer beigesetzt wurden. Generell sollte jeder Verstorbene 24 Stunden lang unter Beobachtung sein, um ein Wiedererwachen zu bemerken. Die Bestattungen wurden im übrigen nicht in Särgen vorgenommen, sondern man wickelte die Toten einfach in Leinentücher ein, bevor man sie begrub.

Eine letzte medizinische Vorsorgemaßnahme betrifft die auf der Insel tätigen Prostituierten:

> "...Prostitutes are under strict supervision and receive regular certificates after periodical examination by medical men..." 122

Insgesamt wird deutlich, daß mannigfache und ernsthafte Anstrengungen unternommen wurden, um die hygienischen Zustände auf Korfu zu verbessern.

Es sei noch auf einige Besonderheiten hingewiesen, die WELLS beim Besuch der Inseln Kephallinia, Zante und Santa Maura, im Gegensatz zu seinen Erfahrungen auf Korfu, auffielen.

Die hohe Zahl von Feiertagen, - auf Kephallinia gab es neben den 130 Fastentagen noch etwa 60 weitere religiöse Feiertage -, sollte einen unvorteilhaften Einfluß auf den Arbeitseifer der Bevölkerung haben; WELLS widersprach

dieser Ansicht entschieden; er hatte die Einwohner von
Kephallinia als gute und fleißige Arbeiter, besonders
aber als hervorragende Seeleute in Erinnerung.
Bei einer Fieberepidemie auf dieser Insel zeigte sich
sehr deutlich die sehr viel größere Widerstandskraft der
Einheimischen gegenüber dieser Erkrankung. Von 12.000
Krankheitsfällen unter der Bevölkerung der Ionischen Inseln starben nur 50, das entsprach ca. 0,4%. Von 307 erkrankten Soldaten der englischen Truppe aber fanden 80
den Tod, also über 26%!
Die einheimischen Ärzte ließen bei Fiebererkrankungen nie-
mals zur Ader, sondern empfahlen Abführmittel oder Chinin;[123]
möglicherweise hatte auch die andere Art der Therapie zu
der unterschiedlichen Sterberate beigetragen.
Auf <u>Zante</u> gab es besonders viele Öl- und Pechquellen.
Letztere hatten nach den Aufzeichnungen von Dr. John DAVY[124]
eine Zusammensetzung von 30% Wasser und Rohöl, 43% Petro-
leum und 27% Asphalt und Erdpech. Die Produktion betrug
etwa 60 - 100 barrels pro Jahr, hätte aber laut WELLS
durch neue Bohrungen noch beträchtlich gesteigert werden
können. Die auf allen Inseln festgestellten leichten Erdbeben waren auf Zante von stärkerem Ausmaß, um 1820
richtete eines dieser Beben einen Sachschaden von 100.000
Pfund an. Die Wasserversorgung war im Gegensatz zu Kephallinia und Korfu sehr gefährdet.
<u>Santa Maura</u> beschrieb WELLS als die ungesündeste der von
ihm besuchten Inseln, was er auf die vielfältigen Malaria-
herde (Sümpfe, stillstehende Wasserläufe usw.) und die
unhygienische Abwasserbeseitigung zurückführte:

> "...The streets are dirty and offensive from broad
> open drains running down their centres..." [125]

3. Krankheiten unter der einheimischen Bevölkerung und
   unter den Besatzungstruppen

> "...The only diseases of the inhabitants at all
> peculiar are the intermittend, remittend and con-
> tinued fevers of the islands but them do not differ

> materially from the same diseases in Southern Europe
> or the shores of the Mediterraenean generally. They
> are most intense in the autumn and most severe near
> low, damp, marshy situations or in places exposed
> to the enamations from such marshy land..." [126]

Die verschiedenen Erscheinungsformen des Fiebers sollten laut eines offiziellen Erlaßes der britischen Marine aus dem Jahre 1825 [127] in folgende Gruppen eingeteilt werden:

Intermittend Fevers (Quotidian and Tertian) - und -

Continued Fevers,

wobei die erste Gruppe die Malaria, die zweite die sogenannten "anhaltenden Fieber" (Synochus) und Typhuserkrankungen umfaßte.
Thomas Spencer WELLS benutzte in seinem Bordjournal eine geänderte Einteilung, die auf eine Vorschrift von 1851 zurückzuführen war: [128]

Fevers (Continued, Remittent, Intermittend) - und -

Eruptive Fevers (Smallpox, Measles, Scarlatina) [129]

(vgl. S. 25)

Die häufigen Änderungen der verschiedenen Bezeichnungen für fiebrige Erkrankungen hing damit zusammen, daß um 1850 noch eine große Unklarheit und Verwirrung über die Entstehung und Behandlung der verschiedenen Fieberformen herrschte, da die mikroskopische Erkennung der Krankheitserreger noch nicht möglich war. Durch Verbesserung der hygienischen Verhältnisse war es zwar gelungen, die Typhuserkrankungen erheblich zu reduzieren, durch die häufigen Reisen nach Übersee wurden die Schiffsärzte jedoch mehr und mehr mit tropischen Fiebern konfrontiert, von denen sie in ihrer Ausbildung kaum etwas gehört hatten. Kein Wunder also, daß auch WELLS, wie viele andere Schiffsärzte zu seiner Zeit, die Lehre der "Miasmatiker" [130,131] oder "Climatorial Theory", die von Dr. Richard MEAD (1673-1754) [132] erneut propagiert worden war, vertrat,

eine Tatsache, die durch zahlreiche Bemerkungen im Bordjournal zu belegen ist.[133,134]
So befanden sich WELLS und seine Kollegen zu jener Zeit in der schwierigen Lage:
> "...They were well aware of what constituted an unhealthy place, even if they were ignorant of the means by which the diseases were transmitted..." [135]

Auch Thomas Spencer WELLS betrachtete, wie seine Kollegen zu jener Zeit, das Fieber als eine eigenständige Krankheit, obwohl es sich bei der erhöhten Temperatur eher um eine, die meisten Infektionskrankheiten begleitende Abwehrreaktion des Körpers handelt, die heute allenfalls als Leitsymptom angesehen werden kann.
Hinter den verschiedenen Fieberbezeichnungen wie "Continued", "Intermittend" und "Remittent Fever" verbargen sich vermutlich meist mehrere Infektionskrankheiten unterschiedlicher Genese; z.B. Malaria, Fleckfieber, Malta- oder Mittelmeerfieber, Grippe (Influenza) oder Typhus.
Aus der von WELLS angegebenen Beschreibung der Symptomatik einzelner Erkrankungen läßt sich aus heutiger Sicht nur noch eine Verdachtsdiagnose stellen.
Das "Continued Fever" war laut WELLS ein epidemisch auftretender Infekt, der mit Kopf- und Rückenschmerzen begann, denen bald eine plötzliche Temperaturerhöhung folgte ("hot skin"). Nach drei bis vier Tagen klangen die Symptome ab und der Patient erholte sich in kurzer Zeit. WELLS empfahl in diesen Fällen auf ärztliche Behandlung mittels Medikamenten vollständig zu verzichten.
Dieses von WELLS beschriebene, relativ harmlose Krankheitsbild läßt sich wohl am ehesten als grippaler Infekt (Erreger: Influenzavirus) deuten. Der Hinweis auf den epidemischen Charakter, welcher der viral bedingten, mit einer bakteriellen Begleitinfektion einhergehenden Influenza entspräche, die geringen organischen Symptome, die kurze Krankheitsdauer und das gleichbleibend hohe Fieber (Kontinua-Form), stützen diese Diagnose. Lediglich der fehlende Hinweis auf die Beteiligung der Atemwege in Form

des charakteristischen schmerzhaften Reizhustens lassen
Bedenken aufkommen. Dennoch dürfte als gesichert angesehen
werden, daß sich weder Malaria, noch Fleckfieber oder
Typhus in dieser Fieberform wiederspiegelten.
Weitaus schwieriger gestaltete sich die Diagnose bei den
ebenfalls von WELLS beschriebenen "Remittent Fevers",
die nach seinen Angaben in vielen Fällen schon nach kurzer
Zeit zum Tode führten. In der Symptomatik überwogen nach
WELLS ein starker Schüttelfrost, ein schneller Kräfteverfall und Bewußtseinstrübungen, sowie Schwindelanfälle,
ein schwacher Puls, Erbrechen und Durchfälle. In einigen
Fällen traten in periodischen Abständen kurzzeitige Besserungen ein, außerdem kam es manchmal zu ausgeprägten
Schweißausbrüchen. Bei post-mortem-Untersuchungen ergaben
sich meistens eine verdickte Milz und teilweise Magenschleimhautveränderungen. Da laut WELLS eine medikamentöse
Therapie keinen Nutzen brachte, sollte zur Behandlung der
Patienten eine ausgewogene Kost, gute Luftverhältnisse und
ausreichende Sauberkeit veranlaßt werden.[136]
Bei der Diagnose "Remittent Fever" von WELLS dürfte es
sich aus heutiger Sicht um Doppel- oder Mehrfach-Infektionen gehandelt haben.
Vor allen Dingen die Betonung der Benommenheit und Bewußtseinstrübungen, die auftretenden Durchfälle und die Hypotonie deuten darauf hin, daß es sich wahrscheinlich zu
einem großen Anteil um Erkrankungen an Ruhr, der Kriegsseuche par excellence, sowie an Typhus abdominalis (Erreger: Salmonella typhi) gehandelt hat.[137]
Andererseits ließen die angesprochenen Schüttelfröste und
deren periodisches Auftreten, der Brechreiz, die bei
pathologischen Untersuchungen festgestellte Milzvergrößerung und der in kurzer Zeit tödliche Ausgang auch die Diagnose Malaria (Erreger: Stechmücken des Anopheles-Typs)
zu, wobei die Fälle mit letalem Ausgang wahrscheinlich
der Malaria tropica zuzuschreiben waren, während es sich
in den anderen Fällen um tertiäre und quartäre Malariaformen gehandelt haben dürfte.[138]

Das Fleckfieber möchte ich aufgrund des von WELLS nicht
angegebenen charakteristischen Exanthems als Diagnose
ausschließen.
Eine andere Infektionserkrankung sollte jedoch unbedingt
in die Differentialdiagnose einbezogen werden; und zwar
das Malta- oder auch Mittelmeerfieber, als für die geographische Lage typische Form einer Brucellose (Erreger
in diesem Falle: Brucella melitensis), das durch den Genuß von infiziertem Ziegenkäse bzw. Ziegenmilch übertragen
wurde.[139]
Das Maltafieber wurde lange Zeit unter die "Continued Fever"
gezählt. Der Terminus taucht 1864 offiziell als Krankheits-
bezeichnung auf, wenngleich schon 1814 W. BURNETT in
seinem Werk "A practical Account of Fever commonly called
the Bilious Remittent, as it appeared in the Ships and
Hospitals of the Mediterranean Fleet..." Fälle von Maltafieber erwähnte. Die erste eindeutige Beschreibung des
Maltafiebers stammt von dem Militärarzt Jeffery Allen
MARSTON (1831-1911), der sich die Krankheit während seines
Dienstes im Mittelmeerraum selbst zuzog und seinen eigenen
Fall beschrieb.[140] Besonders die von WELLS erwähnten
Schweißausbrüche sind charakteristisch für das Mittelmeerfieber, auch der Kräfteverfall und die Durchfälle lassen
sich mit diesem Krankheitsbild vereinbaren.
Abschließend läßt sich feststellen, daß das von WELLS
erläuterte "Remittent Fever" sicherlich mehrere verschiedene Infektionskrankheiten einschloß, wobei ich in
der Häufigkeit eine Reihenfolge Typhus, Malaria umd Maltafieber für wahrscheinlich halte.
Die beobachtete Milzschwellung in Verbindung mit den
übrigen Symptomen (rezidivierende Fieber, Kopf- und Glie-
derschmerzen, Brechreiz) lassen auch die Deutung als
Rückfallfieber zu, das erst spät vom Unterleibstyphus
und Malaria abgegrenzt wurde. Einer der ersten, der an-
läßlich einer Epidemie das Rückfallfieber klar vom Typhus
unterschied, war der Professor der Pathologie in Edinburg
William HENDERSON (1810-1872).[142]

Besondere Beachtung schenkte WELLS, gemäß der Vorschrift im 39. Artikel der Surgeon's Instructions,[143] der Gesundheit der britischen Truppen auf den Ionischen Inseln. Bei seinen Untersuchungen standen ihm in diesem Falle wieder Aufzeichnungen über einen größeren Zeitraum zur Verfügung. Die Fiebererkrankungen überwogen auch bei den englischen Soldaten bei weitem. Von 1.181 Sterbefällen in den gesamten 14 Jahren, die registriert wurden, waren 593 oder 42,38 pro Jahr auf Fieberaffekte zurückzuführen. Dieser Wert bedeutete bei einer durchschnittlichen Truppenstärke von 3608 Mann eine Sterblichkeitsquote von 2,34%.[144] Diese Anzahl verteilte sich folgendermaßen:

	Erkrankungen	Sterbefälle
Interm. F.	6.880	37
davon:		
Quot.	3.944	24
Tert.	2.928	5
Quart.	8	8
Remitt. F.	4.898	453
Contin. F.	10.233	118

Diese Werte, wiederum auf die durchschnittliche Truppenstärke von 3608 Mann bezogen, bedeuteten eine Erkrankungsrate von 1.572 Soldaten jährlich. Ganz klar wurde die große Anzahl von Fiebererkrankungen erst im Vergleich zu anderen Krankheiten: Nur jeder 357. Patient litt an einer Lungenerkrankung (Tuberkulose oder Lungenentzündung) und nur etwa jeder 8. Todesfall war auf Erkrankungen dieser Art zurückzuführen. Geringe Unterschiede waren auch von Insel zu Insel festzustellen, wobei auf Korfu und Santa Maura etwa jeder 18., auf Ithaca jeder 13. und auf Cephalonia und Zante jeder 29. Patient an einer Lungenerkrankung litt. Um die Anzahl dieser Fälle noch weiter zu reduzieren, schlug WELLS folgendes vor:

> "...the chief points to be observed are shelter
> from the hot sun, cold wind ..., avoiding unhealthy
> localities, allowing men regular hours for food and
> sleep, seing them properly clothed enforcing
> cleanness, taking care that their food is good and
> that spiritous liquors are not taken to any
> excess..." 145

Die letzte Bemerkung bezieht sich auf den zweifellos
großen Alkoholabusus in der Royal Navy, der dadurch
charakterisiert wurde, daß auch noch zu diesem Zeitpunkt
das Frühstück der englischen Seeleute häufig, neben der
obligatorischen Ration Hafergrütze, aus 50 - 60 ml Branntwein bestand.[146]

4. Kräuter als Heilmittel

Dieses Kapitel ist in medizinischer Hinsicht besonders
aufschlußreich, gibt es doch einen Einblick in die auf
den Ionischen Inseln um 1850 praktizierte Volksheilkunde,
die in den medizinischen Lehrbüchern im allgemeinen nur
wenig Beachtung findet.[147]

A. <u>Volksmedizinische Verwendung von Heilkräutern in Korfu</u>

Bezeichnung bei WELLS	Moderne Nomenklatur	Anwendung nach WELLS	Heutige Verwendung
Valeriana officinalis	Valeriana officinalis L.- Valerianaceae - Gemeiner Baldrian	krampflösendes Mittel	Sedativum, Spasmolytikum, bei Angst- und Spannungszuständen
Iris, verschiedene Arten	offizinelle Arten: Iris florentina L., Iris pallida Lam., Iris germanica L.- Iridaceae	Purgativum	Bestandteil von Brusttee bei Katarrhen der oberen Luftwege. Die Ganzdroge wird zahnenden Kindern als Kaumittel gegeben
Sanguisorba	Sanguisorba officinalis L.- Rosaceae - Großer Wiesenknopf	mildes Adstringens	in der Volksmedizin als Adstringens (Gerbstoffdroge)
Cynoglossum officinale	Cynoglossum officinale L.- Boraginaceae, Hundszunge	als Adstringens bei Leukorrhoe (Fluor albus)	selten, gelegentlich als Wundheilmittel in der Volksmedizin
Cerinthe	Cerinthe major L.- Boraginaceae Wachsblume	als destilliertes Wasser gegen Bindehautentzündung	

Cyclamen europaeum	Cyclamen purpurascens Mill. - Primulaceae, Alpenveilchen	das getrocknete Pulver in Form einer Salbe als Reizmittel	Die Wurzelknollen enthalten das als sehr giftige Saponin Cyclamin, das eine heftige örtliche Reizwirkung auslöst, schon in kleinen Dosen Übelkeit, Erbrechen und Diarrhöen hervorruft, und daher früher als drastisches Abführmittel beliebt war. Heute in der Homöopathie als Nervenmittel, gegen Gicht und Rheuma verwendet.
Lonicera caprifolium	Lonicera caprifolium L. - Caprifoliaceae, Wald-Geißblatt	als Dekokt bei Koliken	In der Volksmedizin als Diureticum und Diaphoreticum und zur Behandlung von Tumoren; in der Homöopathie verwendet
Hedera	Hedera helix L. - Araliaceae, Efeu	eine Abkochung der Blätter als Kopfwaschmittel gegen Krätze und Flechte bei Kindern	als Expectorans und Spasmolytikum bei Bronchialkatarrh, Keuchhusten und Asthma

Gentiana	Gentiana lutea L., G. pannonica, G. pururea, G. punctata-Gentianaceae, Enzian	wie in England üblich als Bitterstoffdroge
Colchicum	Colchicum autumnale L.- Liliaceae, Herbstzeitlose	wie in England üblich Gichtmittel
Laurus nobilis	Laurus nobilis L.- Lauraceae, Lorbeerbaum	das ätherische Öl der Blätter gegen Amenorrhö	Lorbeeröl (das ausgepresste Öl der Früchte) äusserlich als erweichende Salbe bei Geschwüren; das ätherische Öl der Blätter wirkt als Emmenagogum
Agrimonia	Agrimonia eupatoria L.- Rosaceae, Odermennig	als Abkochung gegen Hautausschlag	als Adstringens zur Behandlung von Wunden und Geschwüren; Gurgelmittel, bei Funktionsstörungen von Leber und Galle
Clematis flammula	Clematis flammula L.- Ranunculaceae, Brennende Waldrebe	Saft als blasenziehendes Mittel	arzneilich verwendet werden nur Cl. recta und Cl. vitalba als blasenziehendes Mittel und Diureticum

Ajuga	Ajuga reptans L.- Lamiacea, Günsel	Saft als Wundheilmittel	arzneiliche Verwendung der gerbstoffhaltigen Pflanze nur in der Homöopathie
Teucrium chamaedris	Teucrium chamaedrys L.- Lamiaceae, Edelgamander	als Abkochung oder weiniger Auszug gegen Malaria	Magenmittel bei Darm- und Gallestörungen
Hypericum	Hypericum perforatum L.- Guttiferae, Johanniskraut	Wundmittel	leichtes Antidepressivum, als Wundheilmittel
Senecio	Senecio vulgaris L.- Brassicaceae, Kreuzkraut	Saft als Anthelminthicum	in der Volksmedizin als blutstillendes Mittel
Artemisia	Artemisea vulgaris L.- Asteraceae, Beifuß, Gänsekraut	wie in England benutzt	in der Volksmedizin gelegentlich als krampflösendes und galletreibendes Mittel
Viola odorata	Viola odorata L.- Violaceae, Duftveilchen	Emeticum	Blutreinigungsmittel, als Tee bei Bronchitis
Smilax aspera	Smilax aspera L.- Liliaceae	als Ersatz für Sarsaparilla	gelegentlich als Ersatz für die amerikanische Sarsaparillwurzel

B. **Volksmedizinische Anwendung von Heilkräutern in Kephallinia**

Salvia officinalis	Salvia officinalis L.- Lamiaceae, Salbei	Abkochung gegen Asthma	äußerlich in Form von Spül- und Gurgelmitteln gegen entzündliche Erkrankungen der Mundhöhle und des Rachens
Plumbago europaea	Plumbago europaea L.- Plumbaginaceae, Zehrkraut, Zahnkraut	als Breiumschlag bei Krebsgeschwüren, fördert den Eiterabfluß	in der Volksheilkunde gegen Epilepsie; außerdem in der Homöopathie. Die Wurzel (Radix Dentariae) dient als Ersatz für Cantharidenpflaster und wird auch bei Zahnleiden und Geschwüren angewandt
Convolvulus sepium	Calystegia sepium (L.) R. Br.- Convolvulaceae, Zaunwinde	Abführmittel	gelegentlich als Cholagogum und auch als Abführmittel empfohlen, weil diese Windenart nicht die von anderen exotischen Drastika dieser Familie bekannten Nebenwirkungen aufweist

Nicotina tabacum	Nicotina tabacum L.- Solanaceae, Tabak	Auflegen eines Blattes auf das Schambein bei Harnstauungen	abgesehen von der Homöopathie heute ohne therapeutische Bedeutung
Nerium oleander	Nerium oleander L.- Apocynaceae, Oleander	äußerlich in Form einer Salbe gegen Krätze	als herzwirksames Mittel und Diuretikum
Phytolacca	Phytolacca americana L.- Phytolacaceae, Kermesbeere und andere verwandte Arten	Extrakt gegen Karzinom	in der Homöopathie bei Muskel- und Gelenkrheuma, Nierenreizung, grippalem Infekt und juckenden Hauterkrankungen. Die Wurzel dient auch als Purgans und Emetikum (saponinhaltig!)
Cataputia minor	Euphorbia lathyris L.- Euphorbiaceae, Springwolfsmilch	Abführmittel	in der Homöopathie bei Rheumatismus, Lähmungen und Erysipel
Sempervivum tectorum	Sempervivum tectorum L.- Crassulaceae, Hauswurz	die in Weinessig eingelegten Blätter werden auf Hühneraugen aufgelegt	in der Homöopathie gegen Menstruationsbeschwerden, in der Volksmedizin gegen Verbrennungen

Melissa officinalis	Melissa officinalis L.- Lamiaceae, Melisse, Herzkraut	ausgepreßter Saft zur Behandlung von Hornhauterkrankungen	als Beruhigungs-, Herz- und Magenmittel
Colutea arborescens	Colutea arborescens L.- Fabaceae(Blasenstrauch)	die getrockneten Blätter als Abführmittel	früher als Laxans als Ersatz für Sennesblätter; gelegentlich noch zur Verfälschung von Sennesblättern benutzt, die Abführwirkung ist jedoch gering
Hypericum perforatum	siehe Tabelle A	Dekokt aus den Blättern gegen Schwindsucht	siehe Tabelle A
Mandragora	Mandragora officinarum L.- Solanaceae, Alraune, Mandragora	früher als Gichtmittel, soll ein starkes Narkotikum sein	früher als Hypnotikum und Aphrodisiakum

- 52 -

Die verschiedenen Heilkräuter und ihre Anwendung hat WELLS zweifellos nicht ohne Grund in das Bordjournal aufgenommen. Zunächst war für den Schiffsarzt um 1850 der Vergleich der Heilkräuter mit den von ihm vornehmlich angewandten chemisch-pharmazeutischen Präparaten von Interesse, konnten sich doch hinter der Erfahrung der einheimischen Bevölkerung neue Behandlungsmöglichkeiten verbergen, die den englischen Schiffsärzten aufgrund ungenügender Ausbildung unbekannt waren. Außerdem war nicht auszuschließen, daß die Schiffsärzte bei einem Versorgungsengpaß auf die einheimischen Heilkräuter zurückgreifen mußten, so daß die Kenntnis der Kräuterheilkunde von nicht unwesentlichem Nutzen sein konnte.

Von besonderem Interesse ist der folgende Hinweis auf die volksmedizinische Verwendung der Mandragora(dtsch. Alraune) auf Korfu und Kephallinia:

> "...A plant known by the peasants as "Mandragora" and supposed by the chief physician of the Civil Hospital to be the "Atropa Mandragora" of Linnaeus was formerly much used by an empiric in the treatment of the gout. I was unable to preserve a specimen as it was not of season when we were stationed at the island. It is said to be an irritant narcotic of great power. I was much disappointed in not being able to preserve any, as it might settle the long disputed question as to what really was the "Mandragora" of the ancient Greek medical writers..." 149

Die Mandragora ist eine Pflanze, die in der Medizin und im Volksglauben des Altertums eine wichtige Rolle gespielt hat. Es handelt sich um verschiedene Arten aus der Familie der Nachtschattengewächse: besonders Mandragora officinarum L. . Die auch als Alraun bezeichnete Pflanze ist im Mittelmeergebiet verbreitet und kommt hauptsächlich in Griechenland und Italien vor. Sie gehört zu den berühmtesten und namentlich im Mittelalter höchstgeschätzten Zauberkräutern. Die bedeutende Rolle, welche die Mandragora in der Medizin und im Aberglauben der meisten Kulturvölker spielte, erklärt sich einmal aus der heftigen Wirkung dieser Giftpflanze, die u.a. als Schlafmittel und als Narkotikum Anwendung fand. Zum anderen ist der im Mittelalter voll ausgebildete Mandragora-Alraunglaube auf die menschenähnliche Gestalt der rübenartigen Wurzeln zurückzuführen. Welch große Wertschätzung die Alraune genoß, beweist nicht zuletzt der schwunghafte Handel, den betrügerische Quacksalber und Alraunkrämer damit trieben.[150,151]

Aus der Betrachtungsweise von WELLS zum damals umstrittenen Thema "Mandragora" geht deutlich die nüchterne Einschätzungsfähigkeit des Autors hervor, die allein dem Experiment und den durch Analyse gewonnenen Fakten vertraut.

5. Verlauf und Statistik einer Pockenepidemie auf Korfu

Im Verlauf des 18. Jahrhunderts konnten die verheerenden Pockenepidemien in Europa durch eine noch mangelhafte, aber dennoch nützliche Technik reduziert werden: durch die Einführung der im Orient seit Jahrhunderten geübten Inokulation, bei der infektiöses Material von Pockenpatienten zur Prophylaxe in die Haut Gesunder eingeimpft wurde, nach Westeuropa im 18. Jahrhundert, wie z.B. in England schon 1721, und vor allem durch die segensreichen Untersuchungen und Forschungen des englischen Arztes Edward JENNER (1748-1823), der als erster die Impfung mit Kuhpocken, die eigentliche Vakzination, vornahm, verlor die Krankheit allmählich ihren Schrecken. Da jedoch auch weiterhin keinerlei Impfpflicht bestand, und die Vakzination besonders auch in England[152] noch viele Gegner hatte, kam es auch Mitte des 19. Jahrhunderts immer wieder zum Aufflammen von Pockenepidemien. Für eine so enge Wohngemeinschaft, wie sie sich auf einem Schiff gezwungenermaßen ergab, war die Pockengefahr besonders groß. Es verwundert daher nicht, daß Schutzimpfungen für alle Seeleute schon sehr früh gefordert wurden. Erste Hinweise und Vorschläge machten die "Instructions to Surgeons" von 1808,[153] doch die Formulierung entbehrte jeglicher Verbindlichkeit:

> "...It being expedient that the practise of the vaccine inoculations should be extended throughout H.M. Navy, the surgeon is to advise all men who have been known

to have hitherho escaped the smallpox, or may have
been ever doubtful of having the disease, to be in-
oculated with the vaccine virus..." 154

Trotz zahlreicher Pockenfälle auf den Schiffen der Royal
Navy, besonders in den Jahren 1860, 1861 und 1864,[155]
dauerte es noch bis zum 15. April 1864, bis folgende
"Admiralty Order" erging:

"...No person is to be entered for the Royal Navy
who has not been, or is not willing to be
vaccinated..." 156

Die sinkenden Zahlen von Pockenfällen in den folgenden
Jahren [157] zeigten den ungeheuren Nutzen dieser Anordnung.
Fast genau 12 Jahre bevor die zitierte "Admiralty Order"
erschien, wurde die Besatzung der englischen Schaluppe
"Modeste", die zu jener Zeit auf der Insel Korfu statio-
niert war, der Gefahr einer Pockenepidemie ausgesetzt.
Am 27. Februar 1852, zu einer Zeit, als sich Thomas Spencer
WELLS und die "Modeste" noch auf Kephallinia aufhielten,[158]
trat im Judenviertel der Stadt Korfu ein Pockenfall auf.
Eine Übertragung oder Verschleppung der Erkrankung aus
einem anderen Epidemiegebiet schien ausgeschlossen:

"...Smallpox had been prevalent for some months on
the opposite shores of Albania, which were only
placed under a quarantine observation of 24 hours.
No communication could be traced between any in-
fected person or object from Albania, to account
for the appearance of the disease in Corfu..." 159

Im Jahre 1849 waren vereinzelt Fälle von Pockenerkrankun-
gen durch Überweisung der Patienten in die Quarantänestation bzw. auf die Gefangeneninsel "Vido"[160] unter Kon-
trolle gebracht worden. Die strikte Trennung aller erkrankten Personen von ihren Angehörigen, die Ausräucherung der
Häuser, in denen infizierte Menschen gewohnt hatten, die
Vernichtung bzw. das Kochen der von ihnen getragenen
Kleidungsstücke und die konsequente Fortdauer der Quarantäne auch bis zum 14. Tag nach der gesicherten Ausheilung
der Krankheit, bewirkten die schnelle Eindämmung der Epi-
demiegefahr. So lag die bis dahin letzte Pockenepidemie
schon über zehn Jahre zurück. Vom Dezember 1841 bis zum
Januar 1842 waren 278 Bewohner von Korfu erkrankt, von denen
76 den Tod fanden.[161]

Im Frühjahr 1852 gelang die Zurückdrängung der Pockenepidemie trotz enormer Bemühungen nicht:

"...In 1852 the first case which occured on the 27th of February recovered. The 2nd case was reported on the 5th of March, the first death on the 18th of March. The first cases were sent to the lazaretto and segragated there, but they had existed some time before they came to the knowledge of the police. The following cases could not be traced to any communication with the first. Indeed they sprang up in different and distant parts of the town and so numerously that after the first few days measures of segragation were not carried on..." 162

Der Verlauf der verheerenden Epidemie gab WELLS eine weitere Gelegenheit, seine große Begeisterung für statistische Erhebungen deutlich zu machen. In sieben Tabellen befaßte er sich ausführlich mit der Ausbreitung und dem Verlauf der Epidemie, und beleuchtete unter vielfältigen Aspekten die Sterblichkeitsquoten und vor allem die unterschiedliche Häufigkeit und Sterblichkeit bei geimpften und ungeimpften Personen. 163

Die statistischen Unterlagen, die Thomas Spencer WELLS für seine Untersuchungen zur Verfügung standen, sind von den einheimischen Ärzten auf Korfu angefertigt worden, die, wie es scheint, zu jedem Pockenfall, der ihnen unter ihren Patienten auffiel, Aufzeichnungen anfertigen mußten. Die von WELLS vorgenommene Auswertung der ihm zur Verfügung gestellten Unterlagen erbrachte folgende Ergebnisse:

a. Die in den verschiedenen Monaten aufgetretenen Pockenfälle und die Sterblichkeitsrate.[164]

March	9 Cases	2 Deaths		= 22,22%	
April	24 "	5 "		= 20,83%	
May	48 "	7 "		= 14,58%	
June	165 "	23 "		= 13,93%	
July	288 "	38 "		= 10,41%	(13,19%)[x]
August	496 "	80 "		= 16,12%	
September	1.048 "	173 "		= 16,50%	
October	785 "	170 "		= 21,63%	(21,65%)[x]
November	814 "	152 "		= 18,42%	(18,67%)[x]
TOTAL	3.677 "	650 "		= 17,67%	

([x] Bei seinen Berechnungen unterliefen Thomas Spencer WELLS kleinere Fehler, die durch die Klammerwerte berichtigt sind!)

b. Ausgehend von einer Gesamtbevölkerung von 70.885 Menschen ergibt sich bei 3.677 registrierten Fällen eine Erkrankungshäufigkeit von 5,17% (5,18%).[165]

c. WELLS teilte die erkrankten Menschen in drei Gruppen ein, und zwar in Geimpfte und Ungeimpfte, sowie eine Gruppe, bei der diese Einteilung nicht angewandt werden konnte, bei Patienten, deren Impfung zweifelhaft war. Interessant erscheint hier vor allen Dingen die unterschiedlich hohe Sterblichkeit zu sein!

Vaccinated	1.044 Cases	103 Deaths	= 9,96%	(9,86%)
Not Vaccinat.	969 "	288 "	=29,72%	
Doubtful	987[x] "	149 "	=15,09%	

([x] WELLS bezieht sich in dieser Tabelle nur auf die ersten 3.000 aufgetretenen Fälle!)[166]

d. WELLS stellt die Erkrankungs- und Todeshäufigkeit in Abhängigkeit vom Alter der Patienten dar:[167]

	Cases	Deaths	
Unter 1 Jahr	229	111	= 48,47%
1 bis 5 Jahre	456	143	= 31,35%
5 bis 10 "	480	86	= 17,91%
Unter 10 Jahre	1.165	340	= 29,18% (!)
10 bis 20 Jahre	640	41	= 6,40% (!)
20 bis 30 "	622	77	= 12,21%
			(12,37%)
30 bis 40 "	212	33	= 15,09%
			(15,56%)
40 bis 50 "	93	16	= 17,20%
Über 50 Jahre	34	5	= 14,70%
Alter unbekannt	234	28	= 11,96%
TOTAL	3.000	540	= 18,00%

e. Die verschiedenen Altersgruppen wurden zuletzt in Geimpfte, Ungeimpfte und Patienten aufgeteilt, bei denen nicht klar war, ob bereits eine Impfung erfolgt war.[168]

Sterblichkeit

	geimpft	ungeimpft	zweifelhaft
Unter 1 Jahr	26,31%	48,79%	56,81%
1 bis 5 Jahre	20,22%	38,86%	24,16%
5 bis 10 "	12,16%	22,89%	16,10%
10 bis 20 "	4,96%	11,88%	4,61%
20 bis 30 "	8,00%	23,77%	12,00%
30 bis 40 "	12,29%	25,00%	17,24%
40 bis 50 "	16,21%	28,00%	9,67%
Über 50 Jahre	12,50%	----	21,05%
Alter unbekannt	5,26%	7,69%	12,37% (12,87%)
TOTAL	9,96% (9,86%)	29,72%	15,09%

Die Untersuchungen und Auswertungen ergaben, daß die
Epidemie nach zunächst langsamen Beginn von März bis
Mai 1852 sehr schnell fortschritt, um im September den
absoluten Höhepunkt zu erreichen und dann langsam wieder
abzunehmen.[169] Nur etwa 10% der geimpften Patienten, aber
30% der ungeimpften fanden den Tod; unter Neugeborenen
und Kleinkindern waren die höchsten Sterblichkeitsquoten
festzustellen. Wichtig war weiterhin die Erkenntnis, daß
von den über 4.000 während der Epidemie geimpften Menschen nicht ein einziger an Pocken erkrankte.[170]
Der "Protomedico" auf Korfu, Dr. COGEVINA[171]

> "...He (the protomedico) was usually one of the senior
> practitioneers with a long medical experience and
> a man of outstanding abilities and personality ...
> In the early years of the 19th century he was a
> member of the Municipality of Valetta..." [172]

machte Thomas Spencer WELLS auf ein weiteres Phänomen
im Verlauf der Epidemie aufmerksam:

> "...I was informed by Dr. Cogevina, the Protomedico,
> that those who had been vaccinated when first the
> practice was introduced into the island, had almost
> universally escaped, while many of those vaccinated
> in the last 10 years had the disease although but
> mildly. He believed that the virus by passing
> through so long a series of individuals had lost
> some of its particular poison..." [173]

Diese Aussage des "Protomedicos" wird durch die Zahlen
der Tabelle, die die Erkrankungen in den verschiedenen
Altersstufen berücksichtigt (s. S. 58), eindrucksvoll
bestätigt. Es hat sich bei den vorgenommenen Impfungen
mit hoher Wahrscheinlichkeit um die sogenannte "Inokulationsmethode" gehandelt, die darin bestand, daß man
abgeschwächtes, infiziertes Material durch Nadeleinstiche
übertrug. Die Reaktion war nur lokal und mild, der Patient
war jedoch mit echten Pockenerregern (nicht Kuhpocken!)
immunisiert! Ein Nachteil dieser Methode war, daß es zu
einer zu starken Schwächung des Virusmaterials durch
mehrmaliges Überimpfen kam, dadurch läßt sich die verminderte Wirksamkeit im Laufe der verschiedenen Impfperioden auf Korfu erklären.

Eine äußerst bedeutsame Erkenntnis zog WELLS in Zusammenhang mit der Bekämpfung der Pockenepidemien aus der Tabelle, die die Erkrankungshäufigkeit und die Sterblichkeitsraten bei den geimpften und ungeimpften Patienten der verschiedenen Altersstufen zum Inhalt hat:[174] (s. S. 58)

> "...Again it will be seen, how few of those protected by vaccination were attacked in the first 10 years of their life and how very large proportion of those not so protected were attacked at this period, the whole series of facts leading to the inference that the preserving influence of vaccination both in preventing attacks and diminishing mortality is greatest during the first 10 years of life this afterwards considerably lessened. The conclusion in form of revaccination is obvious..." [175]

WELLS bemühte sich nun, die bereits mit recht großem Erfolg angewandten Impfungen zu noch umfangreicherer Wirksamkeit zu führen. In Korfu fand er die Möglichkeit, seine fortschrittlichen Ideen in die Tat umzusetzen:

> "...I took an opportunity in conversation with the Lord High Commissioner to find out how necessary it was to guard against future epidemics diminisch their mortality by rendering vaccination compulsory universal. There was no great prejudice against it among the people, but from ignorance, cavelessness, want of regular vaccinating establishments, or continous supply of lymph, it was commonly neglected. The legislation assembly not sitting, his excellency took advantage of powers granted to the Senate by the Constitutionel Charter and caused the following act of Government to be passed providing for vaccination throughout the Ionian Islands;
>
> Article 1
>
> Parents, guardians and others entrusted with the care of children, shall, in the case of infants born in the city and suburbs bring them to the Sanita office, and if born in the country to the place indicated for that purpose in order that they may be vaccinated within a period of six month from the date of their birth. Whoever shall fail to obey this permission of law shall be subject to a price not exceeding 40 shillings.
>
> Article 2
>
> On the eighth day from the child being vaccinated it shall be again brought to the place where the

operation was performed in order to be examined as to whether the vaccine matter has taken effect and to receive a certificate of the fact from the health office. Whoever shall fail to obey this permission of law shall be subject to a price not exceeding 20 shillings.

Article 3

Parents and others as above may have their children vaccinated at home but they must procure a sworn medical certificate that vaccination has been effectually performed within the established period of six months. ...of the present article shall be subject to the price fixed to the 1st article.

Article 4

The Sanita is further empowered to renew vaccination in the case of persons previously vaccinated, without regard of age wherever it shall deem it necessary to do so.

Article 5

As regards vaccination with a view to check the progress of an epidemic the Sanitary magistrate in the exercise to the powers belonging to his office shall adapt such measures as he shall deem fitting in order to ensure the vaccination of the inhabitants. All medical men without exeption in the exercise of their profession are placed under the orders of the said magistrate. They shall in no case refuse to give their assistance according to the instructions which they shall receive from the Sanita under penalty of being fixed from 10 to 50 sterling and interdicted the practice of their profession for a year or seven months.

Article 6

The Sanita in order to afford the assistance necessary to those attacked by the disease, and as far as possible to prevent contagion, with the consent always of the Inferuor Authority, shall divide the island into many Sanitary districts as it shall deem expedient. In each of these districts it shall appoint an office, and one or more medical men. It shall determine their respecting duties as regards persons attacked with smallpox, - the measures to be adapted during the progress of the disease, and in case of death as well with respect to burial & to the precautions proper to prevent the spread of the disease.
Whoever shall fail to obey the orders of the Sanita or shall neglect to fulfill the duties confined to him - if a medical men - shall be subject to the penalties already established. If in the employment of the government he shall be dismissed and be ... to a price not exceeding 10 & except the cases provided for in the penal code.

Article 7
> The government taking with consideration the services afforded will fix the recomperence to be granted, to those private practitioneers whom it may employ in the vaccinating residents in the country..." 176

Der revolutionierende Aspekt dieses, mit großer Sicherheit von Thomas Spencer WELLS entwickelten Gesetzes war, daß sowohl die allgemeine Pockenimpfung wie auch die Wiederimpfung von einem Staat unter erheblicher Strafandrohung zwingend durch ein Gesetz vorgeschrieben wurde. Diese sich später als äußerst segensreich herausstellenden Maßnahmen wurden in den europäischen Staaten teilweise nur recht zögernd eingeführt.

Auch in England war eine Pflichtimpfung noch nicht vorgeschrieben:

> "...Seaton (Edward C. 1815-1880) was an authority on vaccination, and was mainly responsible for the Compulsory Vaccination Act of 1853..." 177,178

Die britische Marine führte die obligatorische Pockenimpfung erst im Jahre 1864 ein.[179] Eine Wiederimpfungspflicht fand in Deutschland, obwohl in den meisten Ländern seit dem 1. Jahrzehnt des 19. Jahrhunderts Impfgesetze bestanden, erst 1874 statt,[180] war jedoch durch einen entsprechenden Erlaß vom 7. 3. 1871 schon für britische Seeleute zwingend vorgeschrieben.[181]

Der vor allem in den Artikeln 5 und 6 des Gesetzes festgelegte "Katastrophenplan" für den Ausbruch einer Epidemie zeigt einmal mehr die Voraussicht und auch das Organisationstalent von Thomas Spencer WELLS, dessen Ideen zur Pockenbekämpfung im eigenen Heimatland auf Unverständnis bzw. sogar auf harte Kritik stoßen mußten, denn gerade in den angelsächsischen Ländern gab es in der Mitte des 19. Jahrhunderts sehr viele Impfgegner.[182]

Ihnen ist sicher der Schlußsatz dieses Kapitels über eine Pockenepidemie auf Korfu gewidmet:

> "...If a short act of Parliament embracing the first three articles of this act could be passed in the British legislative the country of Jenner would not be, as it is now, the last European refuge of Variola..." 183

Thomas Spencer WELLS vervollständigte, wahrscheinlich erst kurz vor Abgabe seines Bordjournals, diese Ausführungen über die Pockenerkrankung und ihre Bekämpfung durch einen kurzen Nachtrag, in dem er zusätzliche Informationen verarbeitete. Zunächst gab er die im Dezember auf Korfu neu aufgetretenen Pockenfälle sowie die Zahl der an dieser Krankheit Verstorbenen für diesen Zeitraum an.[184] Die Statistik macht deutlich, daß der Zenit der Epidemie überschritten, und die Fälle von Neuerkrankungen stark zurückgegangen waren.[185]
Weitaus aufschlußreicher ist jedoch der Vergleich von Erkrankungs- und Todesfällen durch die Pockenepidemie zwischen der einheimischen Bevölkerung und den englischen Bewohnern der Insel Korfu:
Während des Jahres 1852 betrug die durchschnittliche Anzahl englischer Staatsbürger (zum größten Teil Soldaten der Besatzungstruppen und deren Angehörige) auf Korfu ca. 1.900 Männer, 167 Frauen und ca. 270 Kinder. Vierzehn Männer, eine Frau und sieben Kinder erkrankten an Pocken, ein Mann und ein Kind starben. Daraus folgten die erheblichen Unterschiede im Vergleich der beiden Bevölkerungsgruppen:[186]

	Natives	British
Attacks to population	1 in 17	1 in 129
Deaths to population	1 in 100	1 in 1.426
Deaths to attacks	1 in 5,75	1 in 11

Die vorliegenden Zahlen lassen folgende Schlüsse zu: die wahrscheinlich umfangreicheren hygienischen Vorkehrungen und vielleicht die bessere Prophylaxe der britischen Bewohner hatte eine weitaus geringere Anzahl von Erkrankungen zur Folge; hierbei darf nicht vergessen werden, daß nach Ausbruch der Epidemie die Briten sicherlich eine verstärkte Isolation von den Ioniern gesucht haben, um eine Ansteckung zu vermeiden. Daß jedoch nur jeder 11. Erkrankte unter der englischen Bevölkerung an

den Pocken starb - bei den Ioniern war es fast jeder 5. -
deutet auf eine offensichtlich bessere medizinische
Prophylaxe der Briten im Vergleich zur einheimischen
Bevölkerung hin.
Weitere Betrachtungen Thomas Spencer WELLS bezogen sich
auf die Gefahr, welche den in pockenverseuchten Gebieten
ankernden Schiffen drohte. Er wies darauf hin, daß weder
im Falle der "Modeste" noch der Schiffe "Sconge" und
"Arethusa", die 1852 ebenfalls vor Korfu lagen, Ausgangsverbote für die Mannschaften erteilt worden waren,
um eine Ansteckung der Besatzungsmitglieder zu verhindern.
Trotzdem war es nur zu einem Pockenfall auf der "Modeste"
gekommen (vgl. S.127f). Auch von den Angehörigen der
gesamten britischen Flotte, die 1852 ungefähr eine Woche
vor Korfu ankerte, wurde nur ein sehr geringer Prozentsatz, nämlich 0,08% (vier Fälle auf 5.000 Soldaten), mit
Pocken infiziert, wobei auch in diesem Fall auf alle
Einschränkungen für die Besatzungsmitglieder verzichtet
worden war.[187]
Die niedrige Quote der Ansteckungsfälle unter den Schiffsbesatzungen geben der Usance des unbeschränkten Landgangs für die Schiffsbesatzungen sicherlich recht, dennoch dürften die Verantwortlichen, eingedenk einiger
Katastrophen durch die Pocken an Bord von Schiffen,[188]
bei dieser Maßnahme nicht frei von Skrupeln gehandelt
haben, obwohl um 1850 nur etwa jeder 1.000. Navyangehörige
an Pocken erkrankte und nur jeder 10.000. an dieser
Krankheit starb. Andererseits dürfte es auch nicht ohne
großen Widerstand möglich gewesen sein, 5.000 Seeleute
von einem möglicherweise lang erhofften Landgang abzuhalten.
Daß jedoch auch im Folgenden die Ansteckungsgefahr für
die an Land gehenden Seeleute auf ein Minimum reduziert
werden konnte, war fraglos der eingeführten Impfungs-
(1864) bzw. Wiederimpfungspflicht (1871)[189] zu verdanken.
So hatte die kurz nach 1871 vor dem von den Pocken heimgesuchten Malta ankernde englische Flotte nur insgesamt

drei Pockentote zu beklagen, eine Quote, die einem Prozentsatz von 0,05% aller Besatzungsmitglieder entspricht.[190]

II. 2. c. Malta

1. Klima und Topographie

Die Insel Malta liegt im Mittelmeer südlich von Sizilien. Zu ihrem Staatsgebiet gehören auch die beiden kleineren Inseln Gozo und Comino.
Die klimatischen Untersuchungen, die Thomas Spencer WELLS über Malta zusammenstellte, beruhten auf Beobachtungen, die in einem Zeitraum von über 25 Jahren gemacht worden waren, und zwar zwischen 1820 und 1840 am Militärhospital und von 1842 bis 1846 am Marinehospital.[191] Letzteres hatte auch den weitaus bekannteren Namen "Bighi-Hospital" und war um 1850 das am besten ausgerüstete Lazarett, welches die Engländer im Mittelmeer besaßen;[192] die in "Bighi" von 1842 bis 1846 festgehaltenen Meßwerte sind mit hoher Wahrscheinlichkeit Spencer WELLS selbst zuzuschreiben.[193] Weitere Angaben für das Jahr 1833 stammten von (einem gewissen) Sir Howard ELPHINSTONE (1773-1846)[194] und von Dr. John DAVY (1790-1868).[195]
Bei seinen Studien machte WELLS jeweils den Versuch, die Verhältnisse in Bezug auf die Temperatur, den Luftdruck, die Regenfälle und die Winde mit anderen europäischen Regionen wie z.B. London, Südengland (Penzance), Paris sowie Rom, Neapel, Süditalien, Nizza und Madeira[196] zu vergleichen. Die Ergebnisse seiner klimatischen Beobachtungen auf Malta spiegelten deutlich das typische Seeklima wieder, welches durch die durchweg hohen Temperaturen, die geringen Tages- und Nachtschwankungen und die geringen Temperaturänderungen im Jahresverlauf[197] charakterisiert wird. Typisch für diese Art des Klimas ist ebenfalls, daß ein eigentlicher Winter so gut wie unbe-

kannt ist:

"...From April to October a perpetual summer, and during the other months a wintering spring may be said to prevail..." 198

2. Die Wasserversorgung auf Malta

In den 40er Jahren des 19. Jahrhunderts begegneten die englischen Schiffe, die die Insel Malta anliefen, häufig dem Problem, eine ausreichende Menge Trinkwasser für die Versorgung der Besatzung an Bord zu beschaffen, da die Wasservorräte dort, vor allem im Sommer, sehr begrenzt waren. In zwei Fällen mußten englische Schiffe sogar bis nach Syracus (Sizilien) weitersegeln, um ihren Wasserbedarf zu decken.[199] Da durch diese Schwierigkeiten der Wert Maltas als Flottenstützpunkt erheblich sank, waren schon, bevor Thomas Spencer WELLS seine Vorschläge zu diesen Problemen unterbreitete, einige Anstrengungen gemacht worden, um die Situation zu verbessern. So befürwortete das "Comittee of a Maltese Scientific Association" den Bau artesischer Brunnen, wobei jedoch folgende geologische Voraussetzungen gegeben sein sollten: das Grundwasser muß zwischen zwei aufwärtsgebogenen undurchlässigen Erdschichten liegen; wird das Grundwasser in dieser Lage angebohrt, so kommt es unter den Druck höherer wasserführender Schichten. Andere Untersuchungen der Regierung in England lehnten die Anfertigung artesischer Brunnen ab, und plädierten stattdessen für die Aufstellung größerer Anlagen zum Auffangen von Regenwasser und Tanks zur Bevorratung desselben.

Thomas Spencer WELLS versuchte nun in seinen Ausführungen "On the Source of the Supply of Fresh Water at Malta" die mögliche Wirksamkeit artesischer Brunnen über eine ausführliche geologische Untersuchung zu überprüfen. Nach der Beschreibung der oberflächlichen Topographie analysierte WELLS die verschiedenen vorliegenden Erdschichten und traf daraufhin folgende Einteilung:

"... I. **Coral limestone**
...It is rock of hard compact texture, light blueish grey in colour with reddish brown or yellowish streaks, where it is interstratified with the softer sandstone. It contains nodules of chalk many organic remains. It is mearly impervious to water and does not absorb moisture. It's specific gravity is 2 to 25. It consists of carbonate of lime with traces of silica, alun, magnesia, and oxide of iron...
II. **Yellow sandstone and blue clay**
...It consists of ockrey sand and sandstone very slightly coherent intermixed with particles of iron ore. It abounds in organic remains many of which differ from those of the coral limestone. The blue clay or marl forms a bed of 100 to 120 feet in thickness in which crystals of gypsum and reasonable nodules of sulphur are imbedded...
III. **Freestone**
The freestone group may be divided into 5 beds:
1. A white calcareous sandstone...
2. A grey or fawn coloured marl...
3. A light buff coloured calcareous freestone...
4. A pale chocolate coloured calcareous sandstone...
5. A yellowisk, white calcareous freestone...
IV. **Semicrystalline limestone**
The lowest of the four groups of strata is a yellowish white semicrystalline limestone. Nearly 400 feet in perpendicular depth are visible over the N.W. coast of Gozo and about 200 feet on the S. and S.W. coast of Malta. It dips gradually towards the N.E. side of the island..." 200

Sämtliche von WELLS aufgeführte Schichten erwiesen sich aufgrund der Untersuchungen ihrer organischen Bestandteile als tertiäre Formationen. Der Vergleich mit anderen geologischen Formationen in England, Frankreich oder Sizilien ergab, daß letztere ohne Ausnahme jüngeren Ursprungs waren (Miozän).

Im weiteren Verlauf der Betrachtungen beschäftigte sich WELLS mit dem Vorkommen von Wasserläufen und Quellen. In Malta gab es nach seinen Untersuchungen drei kleine seichte Bäche, von denen wenigstens einer im Verlauf der Sommermonate vollständig austrocknete. Des weiteren waren acht Quellen vorhanden, die zwischen der Schicht des gelben Sandsteines und des blauen Lehms (s.o.) entsprangen. Einige Leute behaupteten nun, es gäbe unterirdische bzw. unterseeische Kanäle zwischen Malta und Sizilien, und daß die Quellen auf Malta nichts anderes als natürliche artesische Brunnen darstellten. Dies hätte die Möglichkeit eröffnet, durch die Installation weiterer künstlicher artesischer Brunnen die Probleme der Wasserversorgung entscheidend zu verbessern. Thomas Spencer WELLS gab jedoch zu bedenken, daß durch neue Bohrungen die vorhandenen natürlichen Quellen wahrscheinlich ihrer Reservoirs beraubt würden, die gleiche Wassermenge also nur eine Umverteilung auf eine größere Anzahl von Quellen erfahre. Andererseits schloß WELLS unterirdische Versorgungsmöglichkeiten von Sizilien her in jedem Falle aus, da sie nur unterhalb der sehr breiten und wasserundurchlässigen Schicht des semikristallinen Kalksteines liegen könnten, und ihnen so der Weg an die Erdoberfläche verwehrt bliebe. Um seine Aussagen zu bekräftigen, stellte Thomas Spencer WELLS noch weitere Beobachtungen an, die auch tatsächlich die Möglichkeiten einer auswärtigen Wasserzufuhr nach Malta stark in Zweifel zogen. Er stellte fest, daß die von den Quellen geförderten Wassermengen in einem direkten Verhältnis zu der im gleichen Zeitraum gefallenen Regenmenge standen:

> "...the quantity of water supplied by the springs varies with the quantity of rain which falls in the island. In the year 1844 a full average quantity of rain fell. The year 1846 was remarkable dry. Immediately after the raining months of these two years I preserves measurements of the quantity supplied by the principal springs.
> The result was as follows: 201

Name of spring	Gallons supplied from per minute	
	1844	1846
Ghain Qajjied	56,75	57,375
Ghain Klieb	7,375	5,25
Ghain Cianti	20,00	5,125
Hofret ir Rizz	76,875	13,625
Gheriesen	2,50	16,50

Ghien il Fieres	20,00	2,875
Gherien	17,50	18,50
Boschetto	32,25	28,75
	233,25	148,00

"These springs supply the great aqueduct. Those which supply the new one suffered a corresponding dimination." 202,203

Name of spring	Gallons supplied per minute	
	_1844_	_1846_
Annunziata	9,75	7,50
Fawawra	14,50	13,50
St. Giorgio	5,375	6,625
	29,625	27,625

In dem sehr trockenen Jahr 1846 betrug die Verringerung der Wasserabgabe der verschiedenen Quellen also insgesamt 87,25 gallons (396,115 Liter) pro Minute. Ein weiterer wichtiger Hinweis darauf, daß die Wasserknappheit im wesentlichen dem trockenen Wetter zuzuschreiben war, ergab sich aus der Tatsache, daß die tief reichenden Quellen kaum weniger Wasser produzierten, während die oberflächlich gelegenen den größten Rückgang zu verzeichnen hatten.

Die durchschnittliche Zahl der Regentage auf Malta betrug ca. 60. In regnerischen Jahren fielen etwa 20 - 21 inches (50,8 - 53,34 cm), im Durchschnitt etwa 16 inches (40,64 cm) Regen pro Jahr.

Wichtig für die Versorgung der Quellen war die gefallene Regenmenge im Bereich der Höhenzüge um Citta Vecchia, von wo aus die meisten Wasseradern ihren Bedarf deckten. Aus seinen gesamten Untersuchungen und Beobachtungen zog Thomas Spencer WELLS im Bezug auf die Trinkwasserversorgung auf Malta folgende Schlüsse:

1. Regen ist die einzige Quelle frischen Wassers auf Malta
2. Es ist äußerst zweifelhaft, ob die Versorgung durch Bohrung neuer artesischer Brunnen, selbst wenn man in tiefere Regionen vordringen kann, verbessert wird
3. Die englische Marine ist in jedem Fall weiterhin auf das auf der Insel in verschiedenen Tanks gesammelte und aufbewahrte Wasser zur Versorgung ihrer Schiffsbesatzungen angewiesen! [204]

Das Kapitel über die Wasserversorgung auf Malta im Bordjournal von Thomas Spencer WELLS endet mit der Untersuchung der Zusammensetzung des vorhandenen Trinkwassers:

"...The water supplied by the springs is very fine. It contains a little carbonate of lime in solution with other saline and earthy bases in combination with sulphurine and hydrochlorine acids, but the quantity is so trivial scarcely 1 part in 5.000, as to be quite insignificant. Water found near the sea is saline and brackish. It contains about 1% of saline matter, sulphates and hydrochlorates of lime and magnesia with a trace of jodine. The water of the tanks and cisterns contains a little more carbonate of lime than the spring water, doubtless derived from the trunces and other surfaces on which it is collected. It's specific gravity is 1.002 at the temperature of 60° (15,55°C) - scarcely varying at all in cleantanks..." [205]

Das in den verschiedenen Behältern aufbewahrte Wasser, welches zur Versorgung der einheimischen Bevölkerung wie auch der Schiffsbesatzungen verwandt wurde, unterlag, nach den Erfahrungen von WELLS, keinerlei Veränderungen, selbst bei einer Lagerungszeit von mehreren Jahren (!). Es blieb angeblich auch dann sauber und genießbar, es sei denn, es wurde unvorsichtigerweise durch tierische oder pflanzliche Substanzen verunreinigt.[206,207]

3. Die Verbreitung der Phthisis auf Malta

Neben den Erhebungen über die Pockenepidemie auf Korfu gehört die Beschreibung der Häufigkeit von Phthisiserkrankungen bei der einheimischen Bevölkerung

und den Besatzungstruppen auf Malta in medizinischer
und medizinisch-statistischer Hinsicht zu den bedeutsamsten Abschnitten in WELLS' Bordjournal. WELLS war vermutlich einer der ersten Ärzte überhaupt, der mit gesicherten
Zahlen über die Häufigkeit von Tuberkulose unter bestimmten
Bevölkerungsgruppen aufwarten konnte. Er verließ sich bei
seinen pathologischen Untersuchungen auf den Nachweis von
Tuberkeln, und entging dadurch den großen Schwierigkeiten,
die viele Ärzte vor ihm, aber auch seine Zeitgenossen bei
der Diagnostizierung der Tuberkulose hatten. So wurde
diese Krankheit im englischen Sprachgebrauch mit nicht
weniger als acht verschiedenen Bezeichnungen versehen,
nämlich "tuberculosis, phthisis, hectic fever, consumption, bronchitis, scrofula, urgent cough oder decline.[208]
Es war also nicht verwunderlich, daß alle statistischen
Informationen über die Tuberkulose bis zu den Untersuchungen von WELLS auf Malta jeglicher Zuverlässigkeit und
Aussagekraft entbehrten.[209] Der noch junge englische Schiffsarzt aber brachte es fertig, seine überaus gute Ausbildung auf dem Bereich der pathologischen Anatomie[210] in
revolutionierender Art und Weise für die wissenschaftliche
Erschließung einer zu seiner Zeit weit verbreiteten und
meistens tödlichendenden Krankheit (bei der Marine war
die Tuberkulose nach den Fiebererkrankungen die zweithäufigste Todesursache und machte 25% der gesamten Todesfälle aus!)[211] zu nutzen.
Wie schon erwähnt, stützte sich Thomas Spencer WELLS
bei seinen Berechnungen nur auf solche Fälle von
"Phthisis", in denen Tuberkel im Lungengewebe durch Obduktion nachgewiesen worden waren, um allen möglichen
Fehldiagnosen aus dem Wege zu gehen. Die post-mortem
Untersuchungen wurden im Naval Hospital, im Military
Hospital und im Civil Hospital auf Malta vorgenommen.
Im einzelnen stützte WELLS seine Analyse auf folgende
Grundlagen:

"...While I was serving in the Naval-Hospital from January 1842 to January 1846 I opened every man who died myself & recorded the appearences.
I have also examined the records from January 1829 to January 1842 and from January 1846 to January 1852 in which post mortem appearences of 622 persons who died during those periods are detailed, including 101 examinations made by myself..." 212

Von 1829 bis 1842 wurden 340 Verstorbene untersucht, von 1842 bis 1846 waren es 101 und von 1846 bis 1846 bis 1852 181 Fälle.
Die Ergebisse zeigten folgendes Bild:[213]

	1829-42	1842-46	1846-52
Tubercles were found	147	28	60
Tubercles were not exist.	167	70	87
The men having been killed by severe injuries the condition of the lungs was not examined	26	2	34
	340	101	181

Die Prozentzahlen der jeweiligen positiven Untersuchungen betrugen 43,23%, 27,72% und 33,15%. Über einen Zeitraum von 23 Jahren ergab sich somit eine Häufigkeit von tuberkulösen Lungenveränderungen bei Verstorbenen, die einen Durchschnittswert von 37,78% hatte.
WELLS konnte bei seinen Berechnungen auch auf Ergebnisse zurückgreifen, die auf Malta von anderen englischen Ärzten gemacht wurden. Von 1828 - 1835 untersuchte Dr. John DAVY[214] die Körper von 208 verstorbenen englischen Soldaten, und fand bei 67 Personen Anzeichen von Tuberkulose. Von 1840 - 1841 machte Dr. Charles GALLARD[215] insgesamt 615 post-mortem-Untersuchungen bei maltesischen Einheimischen und fand in 77 Fällen pulmonale Tuberkel, was z.B. im Vergleich zu DAVY (32,21%) einem relativ geringen Vorkommen von 12,52% entsprach.[216]

So lassen sich für die drei verschiedenen Patientengruppen recht unterschiedliche Befallquoten mit Lungentuberkeln angeben: [217]

Stationierte englische Soldaten = 32,21%
Engl. Seeleute und Marineeinheiten = 37,78%
Maltesische Bevölkerung = 12,52% (!)

WELLS versuchte anhand einer weiteren Tabelle nachzuweisen, daß die Tuberkulose im Sommer und Herbst unter der maltesischen Bevölkerung die meisten Opfer forderte, während unter den Engländern die weitaus größere Anzahl der Todesfälle mit Beteiligung von Tuberkeln im Winter auftrat: [218]

Month	Maltese	English
January	3	23
February	3	22
March	6	22
April	5	20
May	4	17
June	10	22
July	9	19
August	6	17
September	9	8
October	3	18
November	7	22
December	12	25

Mir erscheinen jedoch die Schlußfolgerungen, die WELLS aus dieser Tabelle zog, nicht überzeugend zu sein, selbst wenn man den Umstand, daß die englischen Seeleute durch die sehr niedrigen Temperaturen während der Nachtwachen im Winter zusätzlich gefährdet sind, anerkennt. Die ermittelten Werte für den Monat Dezember bei den Maltesern

und den Monat Juni bei den Engländern widersprechen
offensichtlich der von WELLS angegebenen Tendenz der
Tabelle.

Weitaus aufschlußreicher ist der von WELLS angestellte
Vergleich über die Sterblichkeit an Lungenschwindsucht
unter den englischen Truppen, die in England, oder aber
in verschiedenen anderen Regionen der Erde, stationiert
sind: [219]

		Deaths per 1.000
United Kingdom		
	Dragoons	7,7
	Fort Guards	14,1
	Household Cavalry	8,0
West Indies		9,6
Gibraltar		7,0
Malta		7,4
Ionian Islands		5,0

Es ist klar zu erkennen, daß auf Malta die Quote zwar
für Mittelmeerverhältnisse relativ hoch ist, daß sie
jedoch um vieles niedriger liegt als die Mortalitätsrate
in England selbst. WELLS fand aber weiterhin, daß während
der letzten 10 Jahre vor 1852 nur ein englischer Einwohner von Malta, und zwar eine Frau, die schon auf Malta
geboren worden war, an der Tuberkulose starb; alle anderen englischen Bewohner aber, und das konnte durch
langandauernde Beobachtung bewiesen werden, waren wie
die einheimische Bevölkerung scheinbar immun gegen eine
Erkrankung an Tuberkulose. Warum lag dann die Sterblichkeitsquote bei den Besatzungstruppen und Schiffsbesatzungen so hoch? WELLS sah eine Erklärung im Vergleich mit
den Fort Guards und der Household Cavalry in England
(vgl. Tabelle). Die Gewohnheiten und Lebensumstände der
Truppen in Malta waren vergleichbar denen der Fort Guards
in England. Sie verließen selten ihre stickigen Unterkünfte, um Übungen auf dem Land abzuhalten,[220] sie führten

nur zu leicht ein ausschweifendes Leben, verfielen der
Trunksucht, und auf der Wache waren sie häufig dem Wind,
dem Regen und der Kälte und somit rasch wechselnden
Temperaturschwankungen ausgesetzt. Überdies förderte das
Auftreten der Tuberkulose bei den Schiffsbesatzungen die
völlig ungenügende Ventilation an Bord, die die Seeleute
auch den Tag über zwang, sich in schlechter Luft aufzuhalten. So konnte es dem Seemann, der Wachdienst hatte,
z.B. widerfahren, daß er sich aus dem etwa 26°C warmen
Unterdeck, in dem er sich von 21 Uhr bis gegen 4 Uhr aufgehalten hatte, völlig übergangslos zur mehrstündigen
Wache auf das Oberdeck begeben mußte, wo die Temperatur
etwa 10°C betrug. Eine bessere Durchlüftung der unteren
Decks mit einer gleichbleibenden Temperatur von ca. 15°C
hätte die unzumutbaren Bedingungen erheblich verbessern
können.[221]
Obwohl Thomas Spencer WELLS' intensive Bemühungen um
eine bessere Ventilation auf den englischen Schiffen im
Falle der "Modeste" weitgehend unbeachtet blieben(vgl. S.87),
so hatte er jedoch durch seinen engagierten Einsatz für
die gesundheitlichen Belange der Seeleute und durch seine
mannigfachen wissenschaftlichen Untersuchungen,z.B. im
Zusammenhang mit der Bekämpfung der Tuberkulose, einen
erheblichen Anteil daran, daß die Bedingungen in medizinischer Hinsicht verbessert wurden, und daß die Tuberkulose an Bord weitgehend zurückgedrängt werden konnte;
die durch diese Krankheit bedingten Todesfälle sanken in
der englischen Marine von 25% imJahre 1836 zunächst auf
7,5% um das Jahr 1860 und gingen schließlich bis auf 3,9%
zu Beginn des 20. Jahrhunderts zurück.[222]
Dabei sollte nicht vergessen werden, daß die Tuberkulose
während des 19. Jahrhunderts trotz der Entdeckung des
Tuberkelbazillus durch Robert KOCH (1882) noch weit
verbreitet war.

II. 3. Hygienische Verhältnisse an Bord der Schaluppe "Modeste"

a. Aufbau einer Schaluppe

Die Schaluppe gehört zu den einmastigen Segelschiffen. Sie hat ein verhältnismäßig großes Gaffsegel als Hauptsegel, darüber ein Toppsegel, ein oder mehrere Stagsegel und einen Klüver.[224] Im Verlaufe des 19. Jahrhunderts wurde sie verschiedentlich als Frachtensegler benutzt, galt aber ursprünglich als kleiner Flottenaufklärer.[225] Letztere Aufgabe wird wahrscheinlich auch die H.M.S. "Modeste" erfüllt haben, auf der Thomas Spencer WELLS 1852 seinen Dienst als Schiffsarzt bei einer Fahrt ins Mittelmeer versah. Die "Modeste" war 1837 erbaut worden und hatte zu ihrer Verteidigung 18 Kanonen an Bord.[226,227] Gemäß der Größe und der Anzahl ihrer Besatzungsmitglieder standen ihr zur ärztlichen Versorgung ein Surgeon und ein Assistant Surgeon zu.[228]
Die in den Abbildungen gezeigten Aufrisse des Schiffes, die ich dem National Maritime Museum in London verdanke, verdeutlichen den Aufbau und die Anordnung der Decks (vgl. Abb. 14 - 19).

b. Lebensbedingungen an Bord

Im ausgehenden 18. wie im beginnenden 19. Jahrhundert stand die medizinische und hygienische Entwicklung ganz im Zeichen der Aufklärung. Von England ausgehend war diese auf dem Kontinent vor allem von den Holländern vorangetrieben worden. Zwar gab es schon im Zeitalter des Barock manchen Ansatz zur Verhütung gesundheitlicher Schäden durch behördliche Einrichtungen und Erlasse, jedoch nahmen diese Bestrebungen während der Zeit der Aufklärung in einem solchen Umfang zu, daß man diese beiden Faktoren als entscheidend für die Entwicklung der modernen Gesundheitsfürsorge und der Erziehung des Individuums zur Gesundheitspflege ansehen kann.[229]

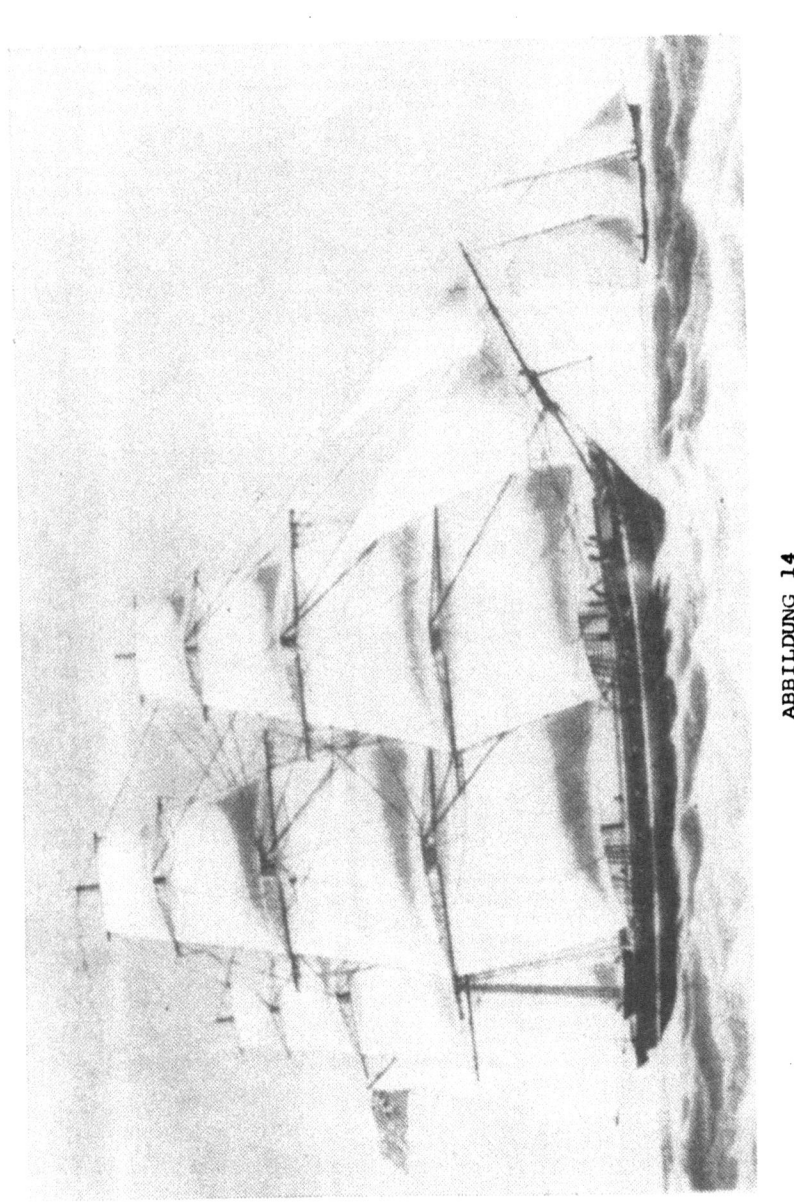

ABBILDUNG 14
H.M.S. "Pearl", Sister ship to H.M.S. "Modeste"
568 tons, 18 guns and complement of 150

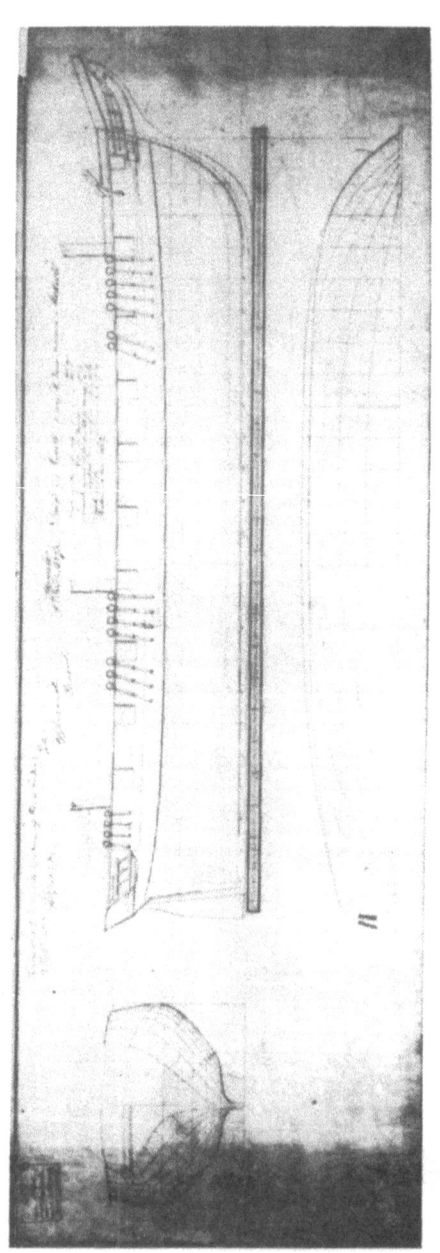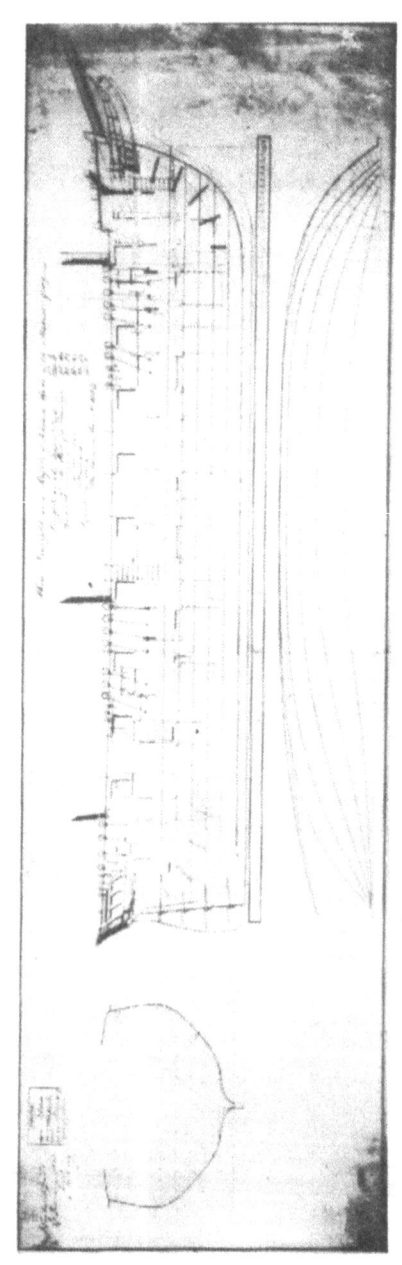

ABBILDUNGEN 15 UND 16
Ship's plans of H.M.S. "Modeste"

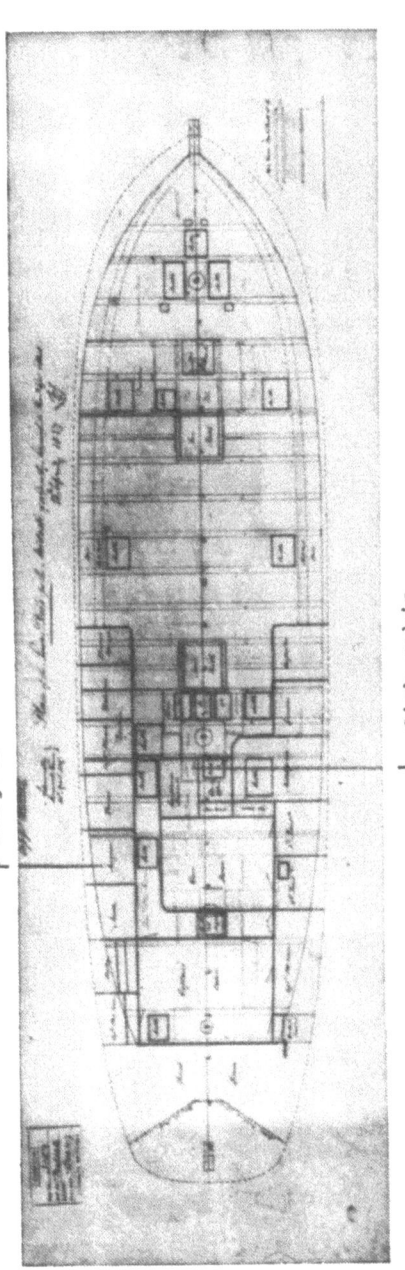
↑ Surgeon's cabin
↳ Sick-cabin

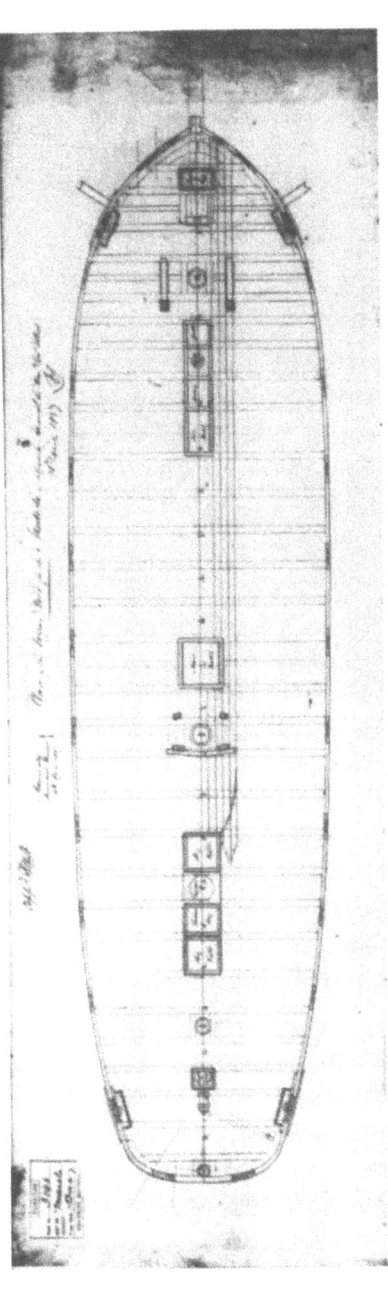

ABBILDUNGEN 17 UND 18
Ship's plans of H.M.S. "Modeste"

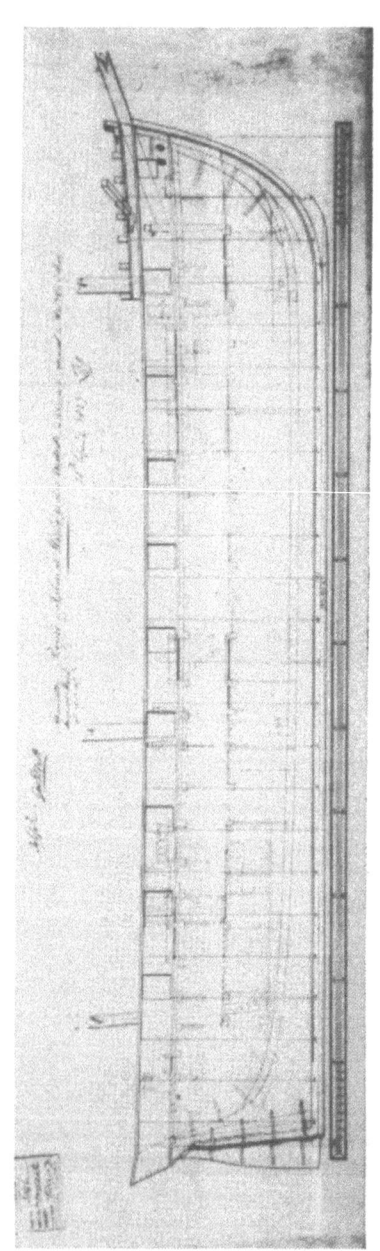

ABBILDUNG 19
Ship's plan of H.M.S. "Modeste"

Als Beispiel für diese Entwicklung sei das vorbildliche Werk von Johann Peter FRANCK (1745-1821) "System einer vollständigen medizinischen Polizey",[230] das von 1779 - 1819 in zahlreichen Bänden erschien, genannt. Auswirkungen auf die schiffsmedizinischen und schiffshygienischen Zustände konnten auf die Dauer nicht ausbleiben. So sprechen auch LLOYD und COULTER in ihrem grundlegendem Werk "Medicine and the Navy" vom "Great Sanitary Awakening",[231] das Anfang des 19. Jahrhunderts in der Royal Navy aufkam. Die englischen Seeleute konnten die mit dieser Entwicklung einhergehenden Verbesserungen auf vielen Gebieten des täglichen Lebens an Bord feststellen:

Wache
"...A great advance in the health of seamen resulted from the change from the ... watch-and watch system to that of three watches..." [232]

Das kräftezehrende, vor allem Erkrankungen des Resprationstraktes hervorrufende zweizeitige Wachsystem, das auch WELLS in seinem Bordjournal als sehr ungesund für die Seeleute verurteilte,[233] wurde um 1850 von einer dreizeitigen Wacheinteilung abgelöst.

Kleidung
"...A notable reform occured in 1857 when seamen first receive an official uniform..." [234]

Hiermit wurde eine Forderung erfüllt, die die berühmten englischen Schiffsärzte LIND und TROTTER schon etwa 100 Jahre vorher gestellt hatten. Zwar sollten auch bereits vor der Reform die Seeleute ihre Kleidung zweimal in der Woche wechseln, doch die Realität sah anders aus. Die meisten Matrosen verfügten weder über genügende eigene Kleidung noch über die notwendigen finanziellen Mittel, um sich eine ausreichend gute Bekleidung zu kaufen, und so trugen sie ihre wenigen Kleidungsstücke so lange, bis diese völlig zerfetzt waren.
Weiterhin ungelöst blieb jedoch auch nach der Stellung einer Uniform durch die Royal Navy das Problem der Ver-

sorgung der Seeleute mit Schuhwerk:
> "...Nearly all sailors continued to go barefoot on board, a practice responsible for many cuts and bruises which often turned septic..." 235

Proviant
> "...Of all the steps taken in the history of naval victualling, the introduction of preserved meat and preserved vegetables was perhaps the most beneficial..." 236

Zwar war auch trotz dieser Neuerungen, die durch die Konservierung von Lebensmitteln nach der Methode des französischen Kochs Nicolas APPERT (um 1750-1841) möglich geworden waren, das am weitesten verbreitete Verfahren zur Haltbarkeit des Fleisches das Pökeln, doch wurde auch in der englischen Seefahrt etwa ab 1813 immer mehr das sogenannte "Canned meat"[237] mitgeführt. Auch andere Konservierungmöglichkeiten gestalteten die Ernährung der Schiffsbesatzungen weitaus abwechslungsreicher, wie etwa
> "...Biscuits made in tin-lined boxes to keep flour..." 238

Wasser
> "...The preservation of water at sea had always been a problem of the first magnitude..." 239

Lange Zeit hatte man versucht, das Trinkwasser in Holzbottichen frisch zu halten, aber immer wieder mußte man die Erfahrung machen, daß das Wasser faulte, trüb wurde, widerlich schmeckte und zu Epidemien aller Art Anlaß gab. Als Gegenmaßnahmen wurde die Schwefelung der Fässer, das Verkohlen der Wandung und ein innerer Anstrich der Wandung empfohlen. Im Jahre 1815 konnten jedoch die größten Schwierigkeiten der Wasserversorgung an Bord durch die Einführung eiserner Wassertanks behoben werden. Diese Entwicklung ließ die im Jahre 1770 durch LIND perfektionierte Methode der Gewinnung von Süßwasser aus Meerwasser durch Destillation wieder in den Hintergrund treten, da dieses Verfahren recht aufwendig war.[240]

Ventilation

Eine der wichtigsten Voraussetzungen für verbesserte Lebensbedingungen an Bord von Schiffen war die ausreichende Versorgung der verschiedenen Decks, insbesondere des Unterdecks, mit frischer Luft. Dieses bis weit in das 19. Jahrhundert hinein ungelöste Problem der Ventilation beschäftigte Thomas Spencer WELLS bei seinen Anstrengungen, die Lebensverhältnisse an Bord der "Modeste" zu verbessern, besonders. Aus diesem Grunde sollen die unterschiedlichen, um 1850 verwendeten Ventilationssysteme, hauptsächlich jedoch die von WELLS entwickelte Belüftungsanlage ausführlicher besprochen werden!

c. Die Ventilation an Bord

Die Sicherung einer ausreichenden Zufuhr von frischer Luft auch unter Deck war eines der schwierigsten Probleme, vor dem die Erbauer größerer Schiffe im 18. und 19. Jahrhundert standen. Für die Belüftung eines Schiffes gab es verschiedene Möglichkeiten, um durch kommunizierende Öffnungen zwischen dem Schiffsinnern und der Außenluft auf aerodynamischem Weg eine natürliche Luftzirkulation zu erzeugen. Solche Kommunikationsöffnungen wie Schotten, Luken, Niedergänge und Speigatten waren in den drei Decks so angebracht, daß aufgrund ihrer antagonistischen Installation eine intensive Belüftung erreicht werden konnte. Da aus Gründen der Stabilität wie auch des Schutzes (besonders bei Kriegsschiffen) sowie der Gefahr des Kenterns durch eindringende Wassermassen in den unteren Anteilen des Schiffes nur wenige mehr oder weniger winzige Luken eingelassen wurden, erwies sich die ausreichende Versorgung der Seeleute unter Deck mit Frischluft jedoch als nicht realisierbar. Hinzu kamen weitere, die Ventilation negativ beeinflussende Faktoren: auf den englischen Schiffen war die Anzahl der sich im Unterdeck aufhaltenden Personen in Relation zum vorhandenen Platzangebot ungewöhnlich hoch. Folgende Raumeinteilung war festgesetzt: Ein 100 Tonnen schweres Schiff sollte für etwa 80 Seeleute ausreichen;[241] noch 1867 standen jedem Matrosen nur 2,13 m^3 Raum bzw. 1,11 m^2 Bodenfläche zur Verfügung.[242] Auf den englischen Auswanderungsschiffen gab es 1855 nur ein Platzangebot von 15 Quadratfuß (ca. 1,39 m^2) pro Person auf dem Oberdeck, 18 Quadratfuß (ca. 1,67 m^2) pro Person auf dem Mitteldeck und 25 Quadratfuß (ca. 2,32 m^2) pro Person auf dem Unterdeck,[243] inklusive des gesamten Gepäcks! Zur weiteren Verunreinigung der Luft trug in hohem Maße bei, daß vor allem in den unteren Anteilen der Schiffe dauernde Feuchtigkeit herrschte; das unvermeidlich erscheinende Bilgewasser faulte, oft zusätzlich durch Speisereste und Putzrückstände verunreinigt, und drang mit seinem penetranten Geruch durch das gesamte Schiff![244,245] Der englische Wundartz Tobias SMOLLET (1721-1771) stellte die Zustände anschaulich dar:

> "...Wir stiegen auf mehreren Leitern zu einem Raum hinunter, der so finster war wie ein Kerker und sich mehrere Fuß unter Wasser, direkt über dem Kielraum befand. Ich hatte diesen schauderhaften Abgrund kaum betreten, als mir ein Geruch von verdorbenem Käse und ranziger Butter entgegendrang, so fürchterlich, daß man glaubte, dem Styx selber zu begegnen..." [246]

Kaum weniger drastisch klingt folgende Schilderung:

> "...The men had no proper kit and frequently were without change of clothing; washing facilities were meagre, due not only to the very restricted water supply, but also to lack of soap; and candles used for lighting purposes polluted the air. To ensur a supply of fresh meat when at sea, live stock were frequently carried on board. In the line-of-battle ship cattle and sheep were quartered on the middle deck in the after-part of which was the gunroom, and right forward the hawsers which led through the hawse pipes and passed over a combing which enclosed a space called the manger. This space was often used to accommodate live animals which, besides encroaching on space already overcrowded, fouled the decks with their excreta and added still further to the pollution of the bilge water. The bilges about which we hear so much in those days were a constant source of trouble in the old wooden ships ans the nuisances caused by them were great ... .

> The ballast which was necessary in the wooden ship
> was also frequently dirty, and dry rot and decaying
> wood all helped to contaminate the air..." 247

Bei diesen heute kaum noch vorstellbaren Bedingungen an Bord war es nicht verwunderlich, daß sich neben den Schiffsbauern und Ingenieuren auch die Schiffsärzte mit dem Problem der ungenügenden Ventilation eingehend beschäftigten, hatten sie doch täglich Patienten auf ihrer Krankenliste, deren Erkrankungen eine direkte Folge der mangelnden Zufuhr frischer Atemluft zu sein schienen. In einigen Fällen führte der Sauerstoffmangel unter Deck sogar den Erstickungstod herbei.[248, 249, 250]

Da sich die Schwierigkeiten mit der Ventilation zunächst nicht lösen ließen, gab es eine große Fülle von Vorschlägen und Ideen, wie man unter Deck die Frischluftzufuhr verbessern könnte. Dabei waren die Franzosen den Engländern in der Entwicklung verschiedener Verbesserungen offensichtlich überlegen. So wurden in Frankreich zunächst die Luken und Geschützöffnungen der Schiffe so hoch am Schiffsrumpf angelegt, daß selbst bei stürmischer See die Gefahr des Wassereindringens fast vollständig gebannt war.[251]

Zur Unterstützung und Verbesserung der Ventilation sind verschiedenartige Hilfseinrichtungen entwickelt worden. Die ältesten sind zweifelsohne die sogenannten Windsegel. Jean Baptiste FONSSAGRIVES (1823-1884) berichtet, daß sie von den Dänen erstmalig auf ihren Schiffen angebracht worden sind.[252] R. S. ALLISON leitet ihre ursprüngliche Herkunft von dem ägyptischen "mulgaff" ab, Schornsteinähnlichen Belüftungseinrichtungen aus Holz,[253] die früher in südlichen Ländern auch für Ventilationseinrichtungen im Bergbau genutzt worden sind.

> "...In the hot climate of Egypt proper ventilation
> of the house was of more importance than heating.
> For this purpose the Egyptians used the prototype
> of modern "mulquf" or wind-conductor..." 254

Die Windsegel hatten verschiedene Anwendungsformen: zum einen wurden einfache Segeltücher vor die Luken

gespannt, um eine Fächerwirkung zu erzielen, andererseits gebrauchte man Segeltuchschläuche, die bei Gegenwind die Luft ansaugen sollten, beim Segeln mit dem Wind hatten sie die Aufgabe, Luft in die Luken zu drücken.[255]
Die eindeutigen Nachteile der Windsegel waren offensichtlich, sie konnten nur bei vollem Fahr- und Gegenwind die Schiffsräume belüften, dagegen dürften sie in Kalmen, auf der Reede sowie bei achterlichem Wind kaum viel Linderung verschafft haben.[256]
Auch versuchte man mit Hilfe von langen Windschläuchen die frische Außenluft in tiefer gelegene Räume zu leiten. Dies waren lange "Röhren" aus Segeltuch, die aus den Schiffsräumen hinaufführten und sturmfrei über Deck mündeten.[257] Diese Art primitiver Luftschächte waren ebenfalls bei Windstille und schlechtem Wetter ohne Nutzen. Deshalb wurden sie nur als Notbehelf gebraucht.
Erste nennenswerte Verbesserungen auf dem Gebiet der Ventilation von Schiffen wurden nicht etwa durch neue Ent- und Belüftungssysteme erreicht, sondern durch konsequente Verminderung schiffshygienischer Unzulänglichkeiten. Entscheidend war hierbei die Ausschaltung der schlechten Einflüsse, die die Bilge ausübte.
Ab 1761 wurden fast alle Schiffsrümpfe mit einem Kupferüberzug versehen, der ein schnelles Leckwerden und die Schwammbildung verhinderte.[258] Weiterhin benutzte man statt Holz und Sand nun größtenteils Eisen und andere Metalle als Ballast für die Schiffe, so daß bis zum Beginn des 19. Jahrhunderts wenigstens die Luftverunreinigung, die von der Bilge ausging, eingedämmt werden konnte.[259]
Ende des 18. Jahrhunderts führte man auf einigen Schiffen schornsteinähnliche Röhren ein, die jedoch zunächst mit viel Skepsis bedacht wurden, da durch sie, neben einer Schwächung der Schiffskonstruktion selbst, auch eine Gefährdung der unter Deck arbeitenden Seeleute durch die im Weg stehenden Luftabzüge gegeben war.[260]
Die metallenen Röhren führten geradlinig vom Oberdeck

zu den Räumen, die belüftet werden sollten. An Deck endeten sie meist in trichterförmigen Ausweitungen zum Einfangen des Windes. Die Mündung der einströmenden Frischluft von außen wurde - um die lästige und gesundheitsschädliche Zugluft in Grenzen zu halten - nahe dem Fußboden, die für die abströmende Luft nahe der Decke angebracht, um so die aufsteigende, also die erwärmte Luft wieder zu entfernen.
FONSSAGRIVES beschrieb einige der verschiedenartigen, röhrenförmigen Metallventilatoren, die sämtlich nach ein- und demselben Prinzip arbeiteten; es beruhte auf dem Temperaturausgleich zwischen der kalten zuströmenden Außenluft und der erwärmten Luft in den Räumen als auch auf der Saugwirkung der vorbeiströmenden Luftmasse auf die in den Anstiegsrohren befindliche verbrauchte Luft.[261] Durch das permanente Absaugen der verbrauchten Luft wurde also laufend Raum für die einströmende Außenluft geschaffen. Von diesen stationären Saugventilatoren waren vielfältige Modelle bekannt,[262] und es ist erstaunlich, daß sie trotz ihrer überaus einfachen Bauweise erst in der Mitte des 19. Jahrhunderts in der englischen Marine eingeführt wurden. Als ein besonders perfektioniertes System dieser Ventilationsmethode mit den metallenen Absaug- und Belüftungsröhren kann der Saugventilator nach NOUAILHIER bezeichnet werden.[263]
Schon frühzeitig beschäftigten sich viele Wissenschaftler mit der Entwicklung von Winderzeugungsmaschinen. Dem Franzosen Jean Theophile DESAGULIERS (1683-1744)[264] gelang als erstem die Konstruktion einer derartigen Maschine. Die Erfindung wird unterschiedlich, bald auf 1734,[265] bald auf 1737[266] datiert. Die Wirksamkeit dieses Ventilationsgerätes beruhte auf rotierenden Fächern, die durch Menschenkraft in Bewegung gehalten wurden; der Seemann, der an Bord den Antrieb der Maschine übernahm erhielt den Namen "Ventilator".[267]
Schon kurze Zeit nach der Vorstellung der Ventilations-

maschinen durch DESAGULIERS wurden weitere Entwicklungen auf diesem Gebiet bekannt. So veröffentlichte im Jahre 1741 der englische Geistliche Stephen HALES (1677-1761) die Beschreibung eines Apparates, der auf dem Prinzip eines Blasebalges beruhte. Er nannte seine Erfindung "ship's lungs". Sie bestand aus zwei großen Kisten, welche bewegliche Membranen enthielten. Diese leichten Trennwände konnten mittels einer gemeinsamen Achse, eines Gestänges und eines langen Griffes in Bewegung gesetzt werden. Durch klappenartige Öffnungen wurde die erzeugte Luft aus dem Apparat herausgedrückt. [268,269]

Obwohl diese wie ähnliche Konstruktionen von Winderzeugungsgeräten durchaus in der Lage waren, ihre Funktion zu erfüllen, fanden sie, möglicherweise auch durch die damals sehr verbreitete Theorie von der skorbutfördernden Seeluft,[270] keine allgemeine Anwendung, so daß es nicht verwundert, daß HALES seine Erfindung zu ganz anderen Zwecken einsetzte, so zum Beispiel als Gerät zum Trocknen und zur Trockenhaltung von Korn, Malz, Hopfen und Schießpulver![271]

Sämtliche, im Laufe des 19. Jahrhunderts entwickelten Ventilationssysteme kann man nach der Methode von FONSSAGRIVES[272] in drei Gruppen einteilen:

1. Ventilation durch Ansaugen der Luft

    Diese Art der Belüftung beruhte auf dem physikalischen Gesetz, daß erwärmte, trockene Luft leichter und schneller hochsteigt als kalte und feuchte Luft. Durch Ausnutzung von Wärmeenergie konnte die Belüftung folglich intensiviert werden. Dieses Prinzip, das schon 1740 von Samuel SUTTON vorgeschlagen worden war, ließ sich unter anderem auch durch Ausnutzung der luftanziehenden Wirkung von in luftableitenden Röhren aufgestellten Öllampen verwirklichen.[273]
    Ventilationssysteme dieses Typs wurden z.B. von Pierre-Alexandre-Laurent FORFAIT (1823-1884) und Jean Leonhard POISEUILLE (1795-1869) entwickelt.[274]

2. Ventilation mittels Druck

Die einfachsten technischen Einrichtungen, die nach diesem Prinzip arbeiteten, waren die sogenannten "Windfegen mit Schwungradantrieb";[275] die frische Außenluft wurde dabei durch ein Aspirationsrohr in den Zylinderraum der Windfege geleitet, und durch ein Schwungrad, das manuell oder mechanisch in Bewegung gesetzt wurde, konnte der zugeleitete Luftstrom aufgrund der Zentrifugalkraft in die zu belüftenden Schiffsräume ventiliert werden. Die forcierte Rotation des Schwungrades bedingte gleichzeitig, daß der zugeleitete Luftstrom angesaugt wurde
Auch dieses System der Belüftung brachte zwar eine spürbare Verbesserung der Luftverhältnisse unter Deck,[276] jedoch konnte eine akzeptable Lösung des Problems der Ventilation erst unter Ausnutzung der Dampfenergie gefunden werden.

3. Kombinierte Saug-Druck-Ventilation
Eine rationelle und ausreichende Schiffsbelüftung gewährleistete die Konstruktion eines kombinierten Ventilationssystems, welches zugleich mit Druck und Sog arbeitete und durch Dampfkraft angetrieben wurde. Die Technik war ähnlich der eines Pumpenmechanismus, wobei als Energiequelle die Dynamik komprimierten Wasserdampfes ausgenutzt werden konnte. Belüftungssysteme dieser Art kamen jedoch erst gegen Ende des 19. Jahrhunderts in Gebrauch.[277]

Sir Thomas Spencer WELLS bediente sich, wie aus seinem Bordjournal hervorgeht, eines von ihm entwickelten Ventilationsmechanismus, der die um 1850 bekannten Systeme in sinnvoller Weise modifizierte; um das Problem der ungenügenden Ventilation im Bereich des Unterdecks zu beheben, stand ihm die Dampfkraft als Energiequelle noch nicht zur Verfügung, denn erst im Jahre 1852 lief die "Agamemnon" als zunächst einziges dampfgetriebenes Kriegsschiff der Royal Navy vom Stapel.[278]

Die Notwendigkeit, funktionstüchtige Ventilationsanlagen an Bord einzurichten, demonstriert WELLS in der folgenden drastischen Schilderung der katastrophalen Platzverhältnisse an Bord der "Modeste":

> "...When I first joined this ship I found that the space alotted to the seamen was 54 feet (16,47 m) in length, 6 feet 6 inches (1,98 m) in height between the beans and 28 feet 8 inches (8,74 m) in its greatest breadth; in this space 130 men had to live, cook, eat and sleep. So far room being clean it was occupied by the galley, chests, ... , stools and tables, lances or reels, so that when hammocks and bags are below, the men have far less breathing space than is enjoyed by the inhabitants of the lowest lodging houses in the poorest alleys of London; still further less than is secured to fellows condemned to imprisonment in any jail in Great Britain..." [279]

Rechnen wir die Werte, die WELLS angab, auf jede einzelne Person der Besatzung um, so ergibt sich bei dem anstehenden Raum von 16,47 m Länge und 8,74 m Breite eine gesamte Bodenfläche von 143,95 m^2 also pro Mann etwa 1,11 m^2; bei einer lichten Höhe zwischen den Deckbalken von 1,98 m läßt sich ein Rauminhalt von 285,02 m^3 berechnen, entsprechend pro Mann etwa 2,19 m^3, und dies bei all den zusätzlichen Behinderungen durch Gepäck und Ladung! Erstaunlich bei der Berechnung ist die fast genaue Übereinstimmung mit den Angaben über den den Matrosen zustehenden Raum aus dem Jahre 1867,[280] wobei 1,11 m^2 und 2,13 m^3 angegeben wurden. Um diesen völlig überbelegten Raum zu belüften, waren nur zwei seitliche Luken und vier Dachluken vorhanden. Zwar waren an diesen Luken auch Windsegel angebracht, aber die Nutzlosigkeit derselben wurde auch von WELLS bestätigt. Wie es ihm gemäß des 39. Artikels der "Surgeons Instructions" vorgeschrieben war,[281] versuchte er die Seeleute von der mißlichen Lage unter Deck zu befreien, oder zumindest ihre Situation zu verbessern. So schrieb WELLS schon vor der Abfahrt der "Modeste" aus Sheerness einen Brief an seinen Kommandeur,

mit der Bitte, zwei Luftrohre, wie sie Leutnant GILMORE
entwickelt hatte, an Bord der "Modeste" zu installieren,
um die Ventilation zu verbessern, und um Todesfälle
durch Ersticken, wie sie Seeleuten auf der "Maria Sons"
und der "City of Londonderry" widerfahren waren, zu verhindern.[283] Obwohl der Kommandeur der Eingabe WELLS'
seine Zustimmung gab, wurden die angeforderten Belüftungsrohre nicht geliefert:

> "...This letter was forwarded with the Commander's
> approval to the Commander in Chief at Sheerness,
> but the application was refused on the ground that
> it was not <u>normal</u> to apply these funnels to ships
> of the Modeste class..." 284

In Malta angekommen,[285] wiederholte WELLS seine Bitte
um zusätzliche Geräte zur Verbesserung der Ventilation,
und wandte sich mit einem Schreiben an Admiral Sir
William PARKER, den Kommandeur auf Malta:

> "...The ill effects of want of air were very evident
> during the passage from England when the free hatchway was closed and the main covered by tarpaulin
> the men being confined in an atmosphere polluted
> by their own exhalations, the smoke of the galley
> and the vapour arising from wet clothing. We had
> several men on the list whose illness I attribute
> to this cause and others whose wounds were much
> longer in healing than they perfectly would have
> been had the men breathed fine air.
> I think it my duty therefore to recommend that a
> pair of air funnels should be fitted near the fire
> and main hatchway in such a manner that they may
> be easily fixed whenever it es necessary to cover
> the hatchways in bad or raining weather..." 268

Mit dieser Eingabe konnte Thomas Spencer WELLS wenigstens
einen Teilerfolg verbuchen, denn einer der von ihm geforderten Röhren wurde genehmigt und auch installiert, die
Zufuhr frischer Luft blieb jedoch weiter unvollständig,
und von einer ausreichenden Ventilation konnte man nicht
im geringsten sprechen![287]
Um die drängenden Probleme noch einmal zu verdeutlichen,
wies WELLS auf einige ihm bekannte, sehr erfahrene
Offiziere hin, die allein aufgrund der schlechten Lebensverhältnisse unter Deck, insbesondere der mangelhaften

Ventilation, auf keinen Fall noch einmal in den Marinedienst einträten, und die, wenn sie sich unter Deck begaben, schon nach kurzer Zeit genötigt waren, schnell wieder das Oberdeck aufzusuchen, um sich ihrer quälenden Übelkeit zu entledigen, die aus der schlechten, fauligen Luft resultierte, in der sich die Matrosen oder auch Gefangene stundenlang aufhalten mußten! [288]

Ein weiteres Mal bestätigte WELLS auch die völlige Nutzlosigkeit, ja sogar Schädlichkeit der häufig vor den Luken installierten Windsegel:

> "...The ordinary plan of ventilation by means of canvas wind sails is open to many objections. They are almost useless in a calm and in a strong breeze are blown down, or send powerful draughts of cold air in certain directions only. They either supply too much air or too little. They are not adapted for rainy weather. They cause rheumatism or cold in the persons exposed to their direct action, so that these persons often tie them up and thus cut off all supply of fresh air to the deck during a whole watch. It is clear, therefore, that some other plan must be substituted..." [289]

WELLS empfahl daher zur Lösung der Ventilationsprobleme ein System von Luftschächten und Röhren, entsprechend der von einem Leutnant GILMORE entwickelten Be- und Entlüftungsanlage ("Lt. Gilmore's air funnels"[290]), in Verbindung mit einem von Dr. Neil A. ARNOTT (1788-1874) entwickelten Ventilator.

Die "Gilmore's air funnels" arbeiteten, wie die schon von FONSSAGRIVES beschriebenen Metallröhren (vgl. S. 83), sowohl nach dem Prinzip des Temperaturausgleichs zwischen der kalten zuströmenden Außenluft und der erwärmten Luft in den zu ventilierenden Räumen, wie auch durch die Saugwirkung der vorbeiströmenden Luftmassen auf die in den Anstiegsrohren ("discharge tube") befindliche verbrauchte Luft.

Wurden die "supply tubes" (luftzuleitende Röhren) und die "discharge tubes" (luftableitende Röhren) jedoch, wie GILMORE es vorschlug, einzeln, und zwar eine am Heck, die andere am Bug des Schiffes installiert, so ergaben sich

ships a pair should communicate with each compartment. Each mess place should be supplied with a pair; the top and bottom of every sleeping berth communicating by blinds or perforations with the mess-place. In men of war a pair should act upon each deck. It is a matter of no importance if the tubes are separate, or if a single tube be divided into two channels by a partition, one channel opening in the lower, the other in the upper part of each compartment of the ship. The latter is the more convenient form, occupying less space, but if it be adopted one cowl must be higher than the other as in the annexed cut, in order that their relative movements to windward and leeward be not interfered with; or a double cowl might be made by making each channel a complete tube at the top, and a vane might be placed so as to make the cowls vary with the direction of the wind. A lamp placed in the discharge tube, a short distance above the opening from the deck, will considerably increase the draught along the tube, which then exactly resembles a chimney with a fire in the

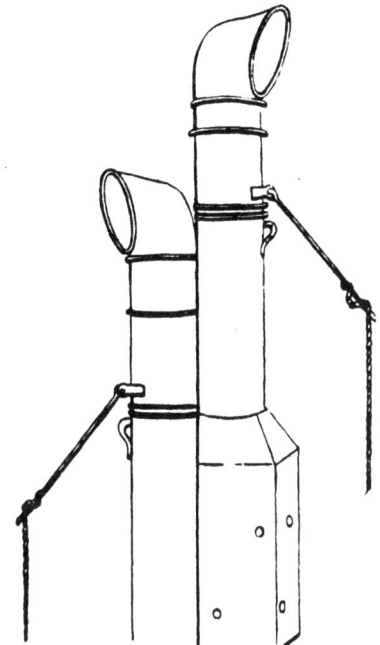

ABBILDUNG 2o
Anordnung der luftleitenden Röhren("tubes")

grate. When hatches or ports are open this would be quite sufficient to effect removal of impure and secure entrance of pure air. The arrows in the accompanying sketch shew the direction of the currents of air. The size of the tubes should vary according to the number of men supplied with air. If two tubes be used for a steerage inhabited by ten men, the diameter of each should be about three inches. If one tube be divided by a partition into two channels for the supply of the same number of men, the joint diameter should be between four and five inches. The circumference of the tube would thus be about double that of one of the separate tubes. The rule should be to make the tubes about the size of the united windpipes of the men to be supplied with air, and three inches may be taken as about the size for ten men; but in calculating the rate of increased size for additional number of men, it must be remembered that a tube six inches in diameter will convey nearly four times as much air as one of three inches. Two three inch could be put within a six inch tube, and large side spaces would be left free.

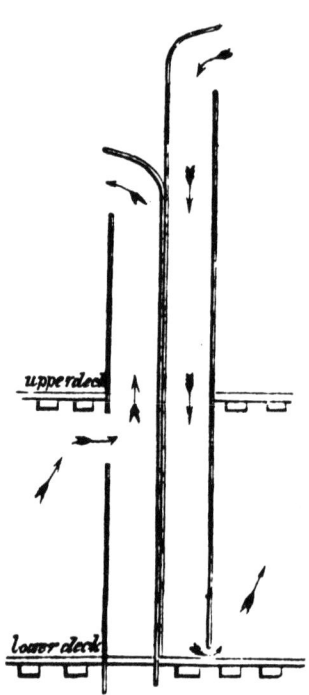

ABBILDUNG 21
Anordnung der luftleitenden Röhren ("tubes")

nach WELLS einige Nachteile:

> "...The objection to Lieut. Gilmore's arrangement of his funnels is, that persons in one part or other of the ship must suffer from the impure air of another part being driven towards them. For instance in a steamer going against a head wind ... the pur air comes down the fore air-funnel and blows towards the stern, carrying with it all the exhalations of the persons congregated forward. It has been found in practice that the air which escaped from the discharge tube was exceedingly offensive, and it is plain that many persons in the after-part of the ship must have been exposed to this offensive air before it was discharged..." 291

Um diese Nachteile zu verhindern, modefizierte WELLS das GILMORE'sche System dahingehend, daß er die "supply tube" und die "discharge tube" parallel anordnete, so daß sie direkt nebeneinander lagen. Wurden jetzt in einem Schiff mehrere dieser Röhrenpaare aufgestellt und die Öffnung der "supply tube" am Boden, die der "discharge tube" aber an der Decke des Unterdecks installiert, so gelang es, die frische Luft weitaus gleichmäßiger auf den gesamten Raum zu verteilen.(vgl. Zeichnung!, Abb. 20 u. 21)
Die von WELLS angegebene Anordnung der verschiedenen luftleitenden Röhren, brachte es mit sich, daß am Oberdeck immer zwei "air funnels" nebeneinander endeten, und zwar in entgegengesetzter Richtung je eine "supply tube" und eine "discharge tube". (vgl. Zeichnung!) Um die unterschiedlichen Windverhältnisse immer optimal ausnützen zu können, schlug WELLS zusätzlich vor, die oberen Enden der luftleitenden Röhren so zu konstruieren, daß sie frei schwenkbar waren.
Zur weiteren Verbesserung der "discharge tube" sollte diese jeweils mit einer Öllampe versehen werden, um nach dem Prinzip von SUTTON (vgl. S. 84) die Absaugkräfte in der Röhre zu erhöhen. Der gleiche Effekt konnte erzielt werden, wenn eine Verbindung der ableitenden Röhre zur Kombüsenfeuerung bestand.292
Um den zur ausreichenden Luftversorgung notwendigen Durchmesser der "air-funnels" zu bestimmen, stellte Thomas

Spencer WELLS folgende Rechnung auf:

> "...The size of the tubes should vary with the number of men to be supplied with air, the rule being to make the tubes about the size of the united windpipes of the men. Three inches (7,62 cm) may be taken as about the siz for ten men, but in calculating the rate of increased size for additional numbers of men it must be remembered that a tube six inches (15,24 cm) in diameter will convey nearly four times as much air as one of three inches..." 293

Doch selbst dieses komplizierte Röhrensystem konnte die Anforderungen, die an eine effektive Ventilation gestellt wurden, nicht erfüllen, so daß WELLS empfahl, für Notsituationen, in denen die Luftversorgung kritisch wurde, zusätzlich einen Ventilator ("air-pump") zu installieren, der im Bedarfsfall an die verschiedenen Röhrensysteme angeschlossen werden konnte. WELLS schlug vor, zu diesem Zweck ein Gerät zu verwenden, das von dem englischen Arzt Dr. Neil A. ARNOTT, einem Mitglied des Royal College of Surgeons, entwickelt worden war:

> "...Dr. Arnott has devised two forms of air pump which fulfill the ... object most simply, beautifully and effectively with so little expediture of power that the labour of one man is sufficient to supply as much air as a thousand persons require for breathing. Two boys can work one day for two hours with so little fatigue that they are fit to carry their duty at the close of this labour and in steamers half horse power from the engine would be more than sufficient. Any carpenter could make such a pump out of materials found in every ship and the expense of a few shillings..." 294

Die Besonderheit der ARNOTT'schen Pumpen war die Ausnutzung einer sogenannten Vorhangklappe ("curtain valve"), die aus Seide, Loden, Segeltuch oder einem anderen undurchlässigen Gewebe bestand. Dieses Stück Stoff hing vor einer Öffnung und wurde durch ein Drahtgitterwerk stabilisiert. Bei sehr großen Pumpen konnten auch mehrere Gewebestücke schuppenartig übereinander angebracht werden.

Durch das Drahtgitterwerk auf der einen Seite der Klappe ergab es sich, daß diese je nach der Richtung des Windes entweder geöffnet oder geschlossen wurde. Diese Art der Konstruktion ermöglichte es, daß Luft, die zum Beispiel

box, with but little friction. It is made so that it can only move in the part of the box between the upper and

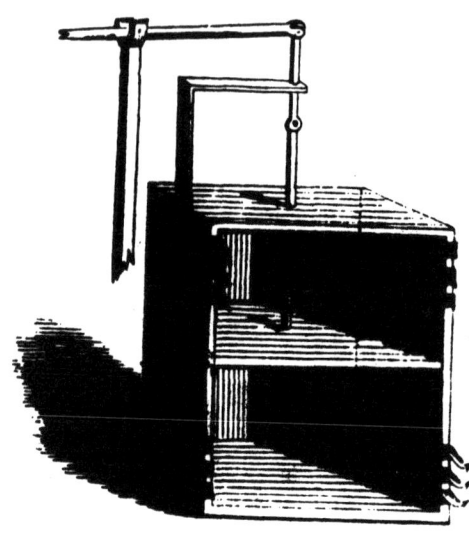

lower valvular openings, so that it may not interfere with the action of the valves. One side of the box must communicate with the open air, either directly or by means of a tube; and the other side with the tube which is to distribute the air throughout the ship. It is thus made a supply-pump of fresh air; but, by reversing the action, it may be made a discharge-pump of impure air. It is not necessary, however, to keep two pumps in action, for if a tube communicate with the upper part of each compartment, the impure air will escape, without pumping, when fresh air is freely supplied, especially if a lamp be kept burning in the discharge tube.

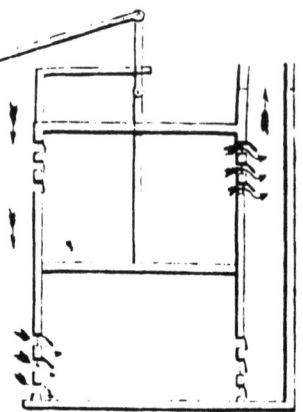

ABBILDUNG 22
"Barrel-pump"

durch einen Stempeldruck bewegt wurde, in eine bestimmte
Richtung gelenkt werden konnte.

- The barrel and piston pump - (Abb. 22)

Diese Form des von ARNOTT entwickelten Ventilatortyps war
auf dem Prinzip einer Kolbenpumpe aufgebaut. Sie bestand
aus einer geschlossenen viereckigen Kiste, auf deren Ober-
seite ein Gestänge mit einem Handgriff angebracht war.
Über das Gestänge wurde der Handgriff mit dem Kolben im
Innenraum der Kiste verbunden. Den Kolben selbst stellte
eine hölzerne Platte dar, die der Kiste so genau angepaßt
wurde, daß sie in ihr mit sehr geringer Friktion bewegt
werden konnte. Die seitlichen Wände der "piston pump"
waren mit mehreren, parallel angebrachten Vorhangklappen
versehen. Ihre Anordnung bedingt eine, einem Ventilmecha-
nismus entsprechende, Steuerung der Luftzufuhr und -ab-
gabe. (vgl. Zeichnung!) An der Seite der Pumpe, an der
die Luft herausgedrückt wurde, war sie mit einer Röhre verbunden, die den erzeugten Luftstrom in den zu ventilierenden Raum transportierte.

Auch WELLS wies auf den schon von FONSSAGRIVES erwähnten
Vorteil hin, der sich bei der Belüftung von Räumen ergab,
wenn die zugeführte frische Luft in den unteren Abschnitt
gepumpt wurde, während die aufsteigende erwärmte Luft
durch eine einfache Abzugsröhre an der Decke des Raumes
entweichen konnte.

Die beschriebene "air-pump" erzeugte nach WELLS' Angaben
bei einer Kolbengföße von drei Quadratfuß (ca. 28 cm^2)
in einer Minute etwa 1.000 Kubikfuß (28 cm^3) Luft. Dies
bedeutete, daß bei einem Schiff mit 250 Seeleuten unter
Deck jeder einzelne Mann etwa vier Kubikfuß (0,11 m^3)
Frischluft pro Minute zur Verfügung hatte, so daß eine
ausreichende Versorgung gewährleistet war.[295]

- The swing flap or pendulum pump - (Abb. 23 u. 24)
Diese zweite Form des ARNOTT'schen Ventilators beruhte
auf dem gleichen schon beschriebenen Funktionsprinzip wie
die "piston pump". Jedoch bestand sie aus einer kubischen
Kiste, in die eine hölzerne Klappe wie eine Trennwand
hineinragte. Die durch die Aktion des Handgriffes hervor-
gerufene Bewegung der Holzklappe war pendelförmig. Die
seitlich angebrachten Vorhangklappen hatten eine etwas
veränderte Anordnung - nur in der oberen Etage konnte die
Luft austreten - so daß die "pendulum pump" einfach in
ein Schiffsdeck eingebaut werden konnte und seine Funktion
nicht mit der Anbringung langer luftleitender Röhren verbunden werden mußte. (vgl. Zeichnung! Abb. 23 u. 24)

Beide Ventilatoren waren als Druck- wie auch als Saug-
pumpe einsetzbar, konnten also bei Verwendung mehrerer
Exemplare auch große Räume optimal belüften; allerdings
erforderte dies eine größere Anzahl von Matrosen, die
zum Dienst an den Pumpen herangezogen werden mußten. Die
geringe Größe der ARNOTT'schen Pumpen und die unkompli-
zierte Installation derselben machte ihre Nutzung für die
Ventilation auf Schiffen besonders geeignet.
Eine zusätzliche Möglichkeit ergab sich für die Dampfschiffahrt: es bestand die Möglichkeit, daß bei einer
Beschädigung des Schornsteins während eines Gefechtes
das Feuer durch den Einsatz von Ventilatoren weiterunter-
halten,und dadurch die Manövrierunfähigkeit vermieden
werden konnte.[296]

Thomas Spencer WELLS verband in seinen Lösungsvorschlägen
für eine bessere Ventilation an Bord der "Modeste" fast
alle bis dahin bekannten Belüftungssysteme zu einer durchaus funktionsgerechten Anlage, dennoch scheint er sich
vergeblich um finanzielle Unterstützung für sein Vorhaben
bemüht zu haben, denn es findet sich weder am Ende des
Kapitels über die Ventilation, noch in einem anderen Ab-

would discharge the impure air from the top of the cabins, while the other compartment would supply pure

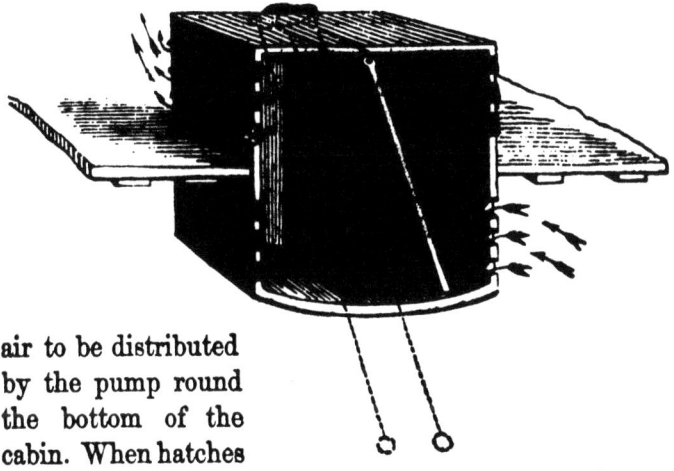

air to be distributed by the pump round the bottom of the cabin. When hatches or ports remain open, there would be no necessity for the supply by the pump, for if the impure air were effectually removed, the pure air would find its way in to supply its place. In very cold weather it would be very easy to warm the air before it was admitted into the compartment of the tube destined for its supply by the pump.

Either of these forms of pump would be also exceedingly useful in steamers to keep up a current of air upon the fires. At present the draught of the funnel is absolutely necessary to keep the fires burning, and if the funnel were injured by a shot or otherwise, so that the draught were prevented, the fires would go out and the steamer be rendered powerless. A very small expenditure of power from the engine, employed upon one of these pumps, would ensure a constant draught under all cir-

ABBILDUNG 23
"Pendulum-pump"

VENTILATING PUMPS.

The action of this pump is very easily seen. It is nothing more than a square bellows. As the piston moves downwards, air enters through the upper outside opening. It cannot be forced outwards again, because the lower outside valves close the opening. It must, therefore, pass through under the lower inside valves. So when the piston moves upwards, air enters through the lower outside opening, and is forced through beneath the upper inside valves. Thus, every motion of the piston upwards and downwards, draws in air on one side and pumps it out on the other, as will be seen by comparing the two cuts. It may be worked by a lever, handle, and sling, like a common pump; or, by a crank and fly-wheel, or a rope and pulley. A pump of this kind, with the space in which the piston works three feet square, allowing a three feet stroke of the piston, will easily distribute 1,000 cubic feet of air per minute. This is an allowance of four cubic feet per minute for every person in a crew of 250, a quantity quite sufficient to afford pure air for breathing, as well as for the dilution and removal of all impure exhalations.

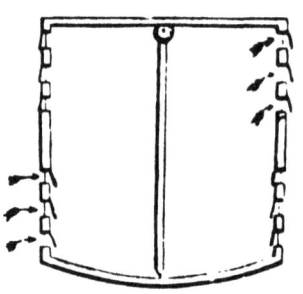

The *swing flap* or *pendulum* pump, is also a cubical box, divided into two equal parts by a hanging flap or partition. The flap is hung so that it may swing backwards and forwards, like a pendulum, from one lower corner of the box to the other. The bottom of the box

ABBILDUNG 24
"Pendulum-pump"

schnitt seines Bordjournals ein Hinweis darauf, daß die ungenügenden Belüftungsverhältnisse auf den unteren Decks der "Modeste" verbessert werden konnten!

d. Erkrankungen an Bord (Statistik und Therapie)

Gemäß den Forderungen der "Surgeons' Instructions"[297] waren sämtliche an Bord vorkommenden Erkrankungen und Verletzungen durch den Schiffsarzt schriftlich zu fixieren, wenn möglich zu katalogisieren; die für die Medizin interessanten Einzelfälle sollten ausführlicher dargelegt, außerdem der Therapieplan ebenso wie der Behandlungserfolg aufgezeigt werden.

Für die verschiedenartigen Aufgabenstellungen standen den Schiffsärzten entsprechende Formblätter (vgl. S. 24 ff !) zur Verfügung, die in ihrer Gesamtheit das sogenannte "Daily Sick Book" ausmachten, in dem die medizinischen Beobachtungen eines bestimmten Zeitraumes (meistens ein Jahr) festgehalten wurden. Das "Daily Sick Book" bildete den Anfang des von Thomas Spencer WELLS während seiner Tätigkeit auf der "Modeste" niedergeschriebenen Bordjournals, und enthielt die Beschreibung sämtlicher Erkrankungen und Verwundungen an Bord in chronologischer Abfolge, zusätzlich versehen mit einigen administrativen Daten. Dabei wurde die folgende Einteilung beachtet:[298]

Entry	Name	Age	Quality	Disease	Discharge	How disposed of	Days on list
Jan. 1	Wm Davis	16	Boy	Catarrh	Jan. 6	Duty	5
Jan. 3	Edwd. Hobby	27	A.B.	Ulcer	Feb. 8	Duty	35
Jan. 4	John Nobes	41	Capt. Ass.	- do -	Jan. 11	Duty	7
....	.....	..	....	....	...	....	..

Des weiteren gab es drei vorgedruckte Tabellen und das
sogenannte "Medical and Surgical Journal", dessen Inhalt
aus mehreren im Detail wiedergegebenen Krankengeschichten
bestand (vgl. S. 27).

Die für das Jahr 1852 von WELLS aufgestellten Berechnungen
ergaben eine Anzahl von 342 Krankheitsfällen an Bord der
"Modeste". Bei einer mittleren Schiffsbesatzung von 150
Mann,[299] bedeutete dies, daß jedes Besatzungsmitglied im
Durchschnitt mehr als zweimal in die Krankenliste aufgenommen wurde. Sieben Patienten mußten zur stationären
Behandlung in eines der Marinehospitäler der englischen
Flotte eingeliefert werden, zwei dieser Patienten starben,[300] einer wurde als Invalide aus der Navy entlassen
und nach England zurückgeschickt.[301] Die durchschnittliche Krankheitsdauer betrug (2.518 Tage: 150 Mann: 2,28)
etwa 7,4 Tage, jeden Tag befanden sich durchschnittlich
etwa sieben Patienten auf der "Sick List".

Auf die Vorliebe Thomas Spencer WELLS' für statistische
Erhebungen in Verbindung mit klimatischen Verhältnissen
ist schon mehrfach hingewiesen worden (vgl. S. 32 ,
S. 65); so setzte er die Krankheitshäufigkeit während
der verschiedenen Jahreszeiten in Relation zu den jeweils
herrschenden Temperaturen, Luftdruckmessungen, Regenfällen
und Winden. Bei der Interpretation der zu diesem Thema
angefertigten Tabelle (siehe Abb. 25 !) ist darauf zu
achten, daß im Unterdeck meistens eine um 6 - 9°F
(ca. 3 - 5°C) höhere Temperatur herrschte als auf dem
Oberdeck. Unter Deck arbeitende Seeleute waren also nicht
so gefährdet durch Erkältungskrankheiten, hatten aber da-
für häufig unter der ungenügenden Ventilation zu leiden
(vgl. S. 79 ff).
Die verschiedenen Aufenthaltsorte des Schiffes trugen im
Falle der "Modeste" jedoch dazu bei, daß die Gesundheit
der Seeleute durch Witterungseinflüsse kaum gefährdet
werden konnte:

1832	Diseases of the							Thermometer			Barometer			Rainy Days	Prevailing Winds	Notes
							Shot	max	mean	min	max	min			
January		4	4	1	11	10		30	57	52	54	30.21	29.31	7	N.E.N.N.W.	Cephalonia
February		2	4	2	7	3		10	58	63	54	30.21	29.20	23	E.S.N.N.E.S.	Cephalonia
March	1	6	1		13	4		25	64	35	57	30.37	29.27	11	N.S.E.S.W.	Corfu & Cephalonia
April	1	1	2	2	9	4		19	70	45	57	30.09	29.63	7	N.W.S.E.	Corfu
May	1	6	1	2	10	5		25	80	55	66	30.24	29.64	3	S.S.S.N.N.	Corfu
June	1	2	1	5	9	4	2	24	87	66	75	30.07	29.77	1	S.S.S.N.N.	Corfu
July	5	2	4	6	8	2	1	29	88	70	70	30.07	29.80	2	S.S.S.S.N.	Corfu
August	1	1	6	3	11	4		27	90	73	77	30.24	29.70	1	N.E.N.N.W.	At sea & Corfu
September		3	12	1	9	2		27	86	69	76	30.16	29.87	5	S.S.N.N.W.S.E.	At sea & Corfu
October	2	2	12	3	9	7	2	37	83	50	72	30.24	29.72	7	S.S.-W.S.W.N.W.	Corfu & Sea
November	1	1	4		6	5	1	19	66	65	61	30.20	29.20	7	S.-S.-E.S.W.-	At sea & Malta
December	2	42	2		3	4	2	55	69	47	54	30.40	29.73	11	S.N.N.W.-N.N.-	Malta & Gibraltar
Total	15	15	79	57	6	105	54	2	3	335	74	58	65	30.21	29.57	95

ABBILDUNG 25

"...During eight months of the year the ship has been stationed in the Ionian Islands. In the months of August and September the voyage to Konstantinopel enabled us to escape the hottest part of the year in these Islands and as during the remainder of the year the ship has been either at sea, at Malta or on the coast of Italy the men have been under the most favourable climatical influences throughout the year with the exception of a few days exposure in December with cold winds from the ... alps, which at once followed an evident effect in the number of sick..." 302,303

Diese Aussagen entsprechen dem Inhalt der Tabelle (vgl. Abb. 25).

In seinen folgenden Betrachtungen ging Thomas Spencer WELLS detaillierter auf die verschiedenen aufgetretenen Erkrankungen ein.[304] Er hielt sich dabei weitgehend an die Einteilung der Krankheiten in 13 Gruppen, wie sie schon 1851 für die "Surgeon's nosological tables" eingeführt worden war,[305] wobei er jedoch die Gruppen, in denen keine, oder nach der Meinung von WELLS keine ungewöhnlichen Krankheitsfälle auftraten, nicht gesondert erwähnte.

"Fevers"

Die großen Schwierigkeiten, die sich für die Mediziner um 1850 bei der Diagnose und Einteilung der verschiedenen Fiebererkrankungen ergaben, haben LLOYD und COULTER bereits ausführlich dargelegt[306] (vgl. S. 40 ff).
Auf der "Modeste" traten wenige Fälle von "Continued Fever" auf, die sich als harmlos erwiesen und eine durchschnittliche Krankheitsdauer von nur fünf Tagen hatten.[307]
Die an Bord vorkommenden "Intermittent Fevers" (wahrscheinlich handelt es sich hierbei um Malariaerkrankungen) manifestierten sich als Folgeerkrankungen einer bereits durchgemachten Erstinfektion; von den vier erkrankten Seeleuten mußten zwei über längere Zeit behandelt werden!
(vgl. auch S.126)

Hinsichtlich der Therapie erwies sich, daß WELLS ein Befürworter der um 1850 noch heftig umstrittenen Anwendung des Chinins war:

> "...Although the issue of bark in wine as a prophylactic was laid down in the official instructions to surgeons from 1808 onwards, it is clear that during the first half of the century its use was regarded with suspicion by many surgeons. Generally speaking, bark and quinine went out of fashion and the earlier practice of blood-letting returned to favour..." 308,309

Die Importierung der segensreichen Chinarinde nach Europa zwischen 1633 und 1645 war in der Geschichte der Malariabekämpfung ebenso revolutionierend wie die Isolierung des Hauptalkaloids aus der Cinchonarinde 1820, des Chinins, durch den Pariser Apotheker Pierre Joseph PELLETIER (1788-1842) und Joseph Bienaime CAVENTOU (1795-1877). Die spezifische Wirkung der Chinarinde als Fiebermittel - als solches war die Droge schon in ihrer amerikanischen Heimat Peru ("Peruvian Bark") verwandt worden - trug zu ihrer raschen Verbreitung bei. Ihr Ruhm wurde jedoch nicht selten dadurch geschmälert, daß unter der Bezeichnung "Chinarinde" die mannigfaltigsten Drogen unterschiedlicher Qualität gehandelt und oft genug ohne Erfolg angewandt wurden.

Nachdem man die Wirksamkeit der Chinarinde bei Malariaerkrankungen erkannt hatte, wurde es in den einzelnen Flotten, zuerst in der Royal Navy, den Schiffsärzten zur Pflicht gemacht, kleine Mengen des Heilmittels als Prophylaktikum auszugeben. Da das Chinin jedoch nur auf die ungeschlechtliche Entwicklungsform der Plasmodien wirkt, erwiesen sich diese Vorsorgemaßnahmen als weniger erfolgreich.[310]

Wie auch bei Spencer WELLS zu erkennen ist, (vgl. S. 106), wurde das Chinin häufig als Allheilmittel bei Krankheitsfällen angewandt, die mit den herkömmlichen Mitteln nicht zu beherrschen waren. Die spezifische, fiebersenkende Wirkung der Chinarinde wurde auf diese Weise nicht erkannt und so traten zahlreiche Irrtümer und Mißerfoge bei der Chinintherapie auf.³¹¹

Unter denjenigen, die der Chinintherapie sehr skeptisch gegenüberstanden, befand sich vor allem Sir William BURNETT:

> "...Burnett's advocacy of this "energetic or active" form of treatment, as it was called, appears first in his "Account of the Bilious Remittent Fever in the Mediterranean Fleet" (1814) and in his "Report on the Fever in H.M.S."Bann" and on the Island of Ascension" (1824) in which he asserted that yellow fever was merely a malignant form of malaria and that treatment should consist of bleeding and purging, postponing the use of quinine, if used at all, to the latest stages of the disease. Venesection certainly had pride of place in his system; on one occasion he boasts of taking 90 oz. of blood from the temporal artery in six hours;..." 312,313

(Das durch die Mücke Aedes Agypti übertragene Gelbfieber trat in Europa nur selten in Epidemien auf, da die Seuche zu ihrer Ausbreitung konstant hohe Temperaturen benötigt, wie sie auch z.B. auf Malta nicht gegeben sind. Die trotzdem auftretenden einzelnen Fälle waren im 19. Jahrhundert nur sehr schwer von der Malaria abzugrenzen.³¹⁴)

Aber auch die gänzlich verschiedenartige Beurteilung seines Gönners und Förderers BURNETT konnten den jungen Schiffsarzt WELLS nicht von seiner Behandlungsmethode abbringen, und die Zukunft sollte ihm Recht geben.

"Eruptive Fevers"

Der einzige Pockenfall an Bord der "Modeste" war wahrscheinlich darauf zurückzuführen, daß der erkrankte Seemann sich während eines Landgangs auf Korfu infiziert hatte (vgl. "Verlauf und Statistik einer Pockenepidemie auf Korfu" S. 54 ff).

Die Erkrankung konnte in ihrem weiteren Verlauf nicht beherrscht werden, und so starb der Seemann sechs Tage nach seiner Einlieferung in das "Military Hospital" von Korfu!³¹⁵

"Diseases of the Brain, Nerves etc."

Besondere Aufmerksamkeit verdienen in dieser Gruppe die Fälle von Delirium tremens, die sich in ihrem Verlauf ähneln; es soll deshalb einer stellvertretend für die anderen herausgegriffen werden (siehe "Kasuistik" S. 128) Es fällt auf, daß nur 1,7% der an Bord vorkommenden Erkrankungen mit dieser Diagnose versehen sind,[316] wenn man bedenkt, daß sich der tägliche Branntweingenuß der Seeleute auf 0,28 l belief [317] und daß für das Jahr 1830 die Delirium tremens-Fälle an Bord im allgemeinen 18,1% aller Erkrankungen umfaßten.[318]

Das vergleichsweise geringe Auftreten von Delirien infolge des starken Alkoholkonsums - das Trinken von Bier oder Wein muß zum Branntweingenuß noch hinzugerechnet werden - an Bord der "Modeste" zeugt (also offensichtlich) von einer guten Disziplin der Besatzung.

Bis auf den "Case No. 9"[319] klangen die aufgetretenen Symptome des Delirium tremens nach kurzer Zeit wieder ab. Die Patienten litten häufig unter Desorientiertheit,[320] Situationsverkennung, Tremor, Schlafstörungen und Depressionen, sowie Schüttelfrost.

Die teilweise sehr drastische Behandlung unterschied sich je nach Schwere der Symptome; u.a. verordnete WELLS kleine Mengen von Colchicum autumnale oder Morphium, Laudanum und Kampfer:

> "...I was informed by D. Fiss, Surgeon of the 92nd regiment who treated Olive (Patient!) at the hospital that he had not used Opium in Delirium Tremens for many years past having trusted entirely to a strong infusion of Cayenne pepper and with the best results. He found it necessary-however to give a large dose of Laudanum. I afterwards also tried the Cayenne pepper on board in several slight cases of dyspepsia, after drinking with foul tongue and nausea it appeared to be very useful. An infusion as much as strong as can be drank and a wineglasful of this is given every two hours..." [321]

Bei Cayenne-Pfeffer handelt es sich um scharfen, besonders Capsaicin reichen Paprika, den Früchten von Capsicum frutescens L.- Solanaceae. Capsaicin ist ein starkes Hautreizmittel, es erzeugt auf Haut- und Schleimhäuten Hyperämie und Brennen; innerlich genommen übt es eine starke erregende Wirkung auf die an den Kreislauf- und Atemreflexen teilnehmenden Rezeptoren aus, ähnelt in gewisser Hinsicht dem Lobelin; als Analeptikum für das Atemzentrum also durchaus sinnvoll!

"Diseases of the Respiratory Organs"

Diese Gruppe umfasste etwa 23% der Gesamterkrankungen, der überwiegende Teil jedoch, über 90%, bezog sich auf Erkältungen ("Catarrh"). Von den 71 aufgetretenen "Catarrh"-Fällen ereigneten sich allein 36 in der sehr kalten letzten Dezemberwoche des Jahres 1852, als die Temperaturen auf ca. 8°C sanken.[322] Vier Erkrankte litten gleichzeitig an einer Diarrhoe, bei zwei Patienten war die Erkrankung mit Schüttelfrostanfällen, bei einem mit einer Hodenschwellung verbunden. Als Therapie wurden eine besondere Reis-Kost und abgekochtes Wasser, sowie eine Kampfer-Mixtur gegeben. Die durchschnittliche Krankheitsdauer betrug vier Tage. Die meisten Erkältungskrankheiten wurden offensichtlich durch die starke Belastung der Seeleute in Wind und Wetter hervorgerufen; in schweren Fällen folgte eine Tonsillitis oder Bronchitis. Bei fast allen Patienten brachte, laut WELLS, die Gabe von Chinin, drei- bis viermal täglich zwei "Grains" (0,13 g),"eine rasche Besserung",[323] die in erster Linie auf die fiebersenkende Wirkung des Chinins zurückzuführen sein dürfte. Auch der einzige Fall von Phthisis an Bord der "Modeste" wurde zu dieser Erkrankungsgruppe gezählt. Der Patient allerding mußte, nachdem ihm WELLS ohne Erfolg mit Zugpflastern und Antimontartrat, sowie Morphium behandelt hatte, an das Malta Hospital ("Bighi") überwiesen werden.

Dort wurde seine Entlassung aus dem Marinedienst und
seine Rückreise nach England als Invalide angeordnet.[324]

"Diseases of The Digestric Organs"

15% aller an Bord auftretenden Krankheiten betrafen das
Verdauungssystem. Den größten Anteil umfaßten Verdauungs-
störungen (Durchfälle), die mit "Dover's powder", einer
Mischung von Brechwurzelpulver mit Opium und Rad. Ipecac.
zu gleichen Teilen, behandelt wurden, mit dem Wells
nach seinen eigenen Aussagen gute Erfolge erzielte. Die
stopfende Wirkung des Opiums im "Dover's powder" dürfte
für den therapeutischen Effekt verantwortlich gewesen
sein (vgl. S. 115).
Zusätzlich wurden Kreide, Laudanum und auch Calomel ver-
ordnet oder Senfpflaster appliziert.[325]
Schwerere Darmerkrankungen, als "Colic" bezeichnet,
wurden in verschiedenster Weise behandelt; so erhielt
ein Patient neben zwei Tropfen "Hydrocyanic Acid" (ge-
löste Blausäure - dreimal täglich!) Eisen- und Magnesium-
sulfat, Rizinusöl, Gerstenwasser und weitere nicht spezi-
fizierte Abführsalze ("Saline Aperient").[326] Während
des Monats September traten Magen-Darm-Affektionen gehäuft
auf, welche, nach Meinung von Thomas Spencer WELLS, möglicherweise durch eine Epidemie auf Korfu ausgelöst worden waren, aber auch auf das Essen unreifer bzw. durch
Mehltau befallener Früchte zurückgeführt werden konnten.
als weitere mögliche Ursache vermutete WELLS:
    "...They occured about the time that Cholera was
    advancing from Northern Germany towards Vienna..." [327]
Hier weist Thomas Spencer WELLS auf die Cholera-Epidemie
in Europa hin, die als 2. große Cholera-Pandemie bezeichnet wird und von 1840 bis 1860 dauerte. Die Seuche hatte
sich von Indien über Rußland nach Westeuropa ausgebreitet
und hatte zwischen 1850 und 1854 hauptsächlich in Deutschland, Frankreich und England viele Opfer gefordert.[328]

Die Therapie beschränkte sich hier auf die Applikation von Senfpflaster und Opiaten, später wurde alle sechs Stunden 0,065 g Chinin gegeben (vgl. S. 106).

"Diseases of the Genito-Urinary-Organs"

Vergleicht man die Anzahl der Fälle von Geschlechtskrankheiten an Bord der "Modeste" mit den statistischen Berichten über diese Erkrankungen bei LLOYD und COULTER,[329] so überrascht der geringe prozentuale Anteil in der Krankenstatistik der "Modeste": Fünf Fälle von Syphilis und ein Fall von Gonorrhoe bedeuteten etwa 1,7% aller Erkrankungen auf der "Modeste", die offiziellen Erhebungen aber weisen für 1850 eine Zahl von 7% und 1856 sogar von 16,8% (!) aus.

Die Behandlung stützte sich auf die lokale Applikation von Quecksilbersalbe,[330,331] die bei den Patienten auf der "Modeste", nach der Aussage von WELLS, beste Erfolge zeigte!

"Diseases of the Fibrous Tissues"

Offensichtlich faßt WELLS in dieser Gruppe pyogene Infekte der Haut und Unterhaut zusammen. Hierzu gehörten sicherlich die Furunkel (Streptokokkeninfektion der Haarfollikel), die Karbunkel (mehrere konfluierende Furunkel) und Entzündungen der Oberhaut, die WELLS unter den Begriff der "Phlegmons" aufführte.

Diese machten einen ungewöhnlich hohen Anteil der Erkrankungen an Bord aus (über 25%).[332] Die auftretenden Ulcera (Ulcus cruris) waren wegen der hohen durchschnittlichen Krankheitsdauer besonders gefürchtet. Obwohl sie nur 5% aller Krankheitsfälle einnahmen, so bedeuteten sie trotzdem mehr als 12% der gesamten Krankheitsdauer.[333]

Zur Ätiologie der gehäuft auftretenden "Phlegmons" bemerkte Thomas Spencer WELLS:

> "...it becomes a question of some interest, which can cause so large a proportion of sickness. My own impression is that the causes are either imperfect assimilation of food, or imperfect oxygenation of the blood, rising to the want of efficient ventilation of the low deck especially during the hours of sleep ... . The ventilation of the low deck is always imperfect at night so that the blood during the hours of sleep can never be perfectly decarbonized and I am inclined to believe that the consequent excess of carbonized compounds in the blood is the most general cause of those furunculi and local inflammations..." 335

Deutlich geht auch aus dieser Betrachtung WELLS' hervor, daß sein medizinisches Denken humoral-pathologische Vorstellungen einer "richtigen Säftemischung" (vgl. S. 31), die, nach antiker Lehre, im Körper des gesunden Menschen vorherrschen sollte, leiteten. Im Zusammenhang mit diesem Krankheitskonzept ist das auch hier wieder deutlich sichtbare Bemühen WELLS um eine Verbesserung der Ventilation zu sehen; denn WELLS glaubte, durch eine ausreichende gute Belüftung des Schiffes zugleich auch den Sauerstoffgehalt des Blutes zu erhöhen, und damit die Qualität der "Säfte" verbessern zu können.

In dieser Gruppe führte WELLS auch den wohl interessantesten Krankheitsfall an Bord der "Modeste" über einen malignen Tumor des Dickdarms auf; er wird im Kapitel "Kasuistik" ausführlich besprochen (siehe S. 129 ff).

"Injuries"

Unfälle mit Verletzungsfolgen machten ca. 16% aller Krankheitsfälle aus; jedoch wurde keiner unter der Besatzung so schwer verletzt, daß Folgeschäden zu erwarten waren. So erübrigte sich auch die Ausstellung eines Invaliditätszertifikates

Nur in einem Fall erwog WELLS diese Maßnahme,[336] wenn der Finger des Verunglückten steif bleiben sollte.[337]

Am Schluß seiner Übersicht über die verschiedenen Erkrankungen an Bord der "Modeste" beschrieb WELLS noch inwieweit das Vorkommen von Epidemien an Land das Krankheitsrisiko der Besatzung erhöhte:

> "...During the time we were at Corfu there was a great deal of disease among the inhabitants on shore. An epidemic of Variola has been prevalent and fatal... In July and August numerous diarrhoea running on to dysenteria was common, later in the autumn the remittent fever of the country was more than usually fatal.... scarlatina anginosa prevailed epidemically...
> We had no case on board either of simple scarlatina nor of the throat affection, none of the remittends of that country, and only one case of Variola although no restriction was placed upon the leave of the ship's company..." 338 (vgl. S. 64)

Erwähnenswert in diesem Zusammenhang ist, daß die Einwohner der Ionischen Inseln auf Korfu Belladonna (Tollkirsche) als Prophylaktikum gegen eine etwaige Scharlachinfektion anwandten, wobei etwa 1,9 g des Tollkirschenextraktes, in 28 ml Wasser gelöst, täglich zur Prävention eingenommen wurde. WELLS selbst konnte die Wirkung von Belladonna nicht überprüfen, erfuhr jedoch, daß innerhalb einer Familie alle diejenigen der Erkrankung entkamen, die die angegebene Prophylaxe betrieben hatten.[339]

Die Atropa belladonna (Belladonnaschlafbeere, Tollkirsche) fand in der Volksheilkunde des 18. und 19. Jahrhunderts vielfältige Anwendung. So wurden ihre Blätter äußerlich als schmerzstillende Auflage, besonders aber auch wegen des pupillenerweiternden Effektes des Hauptinhaltsstoffes "Atropin", in Italien als Schönheitsmittel benutzt, worauf der Name "bella donna" hinweist. Die Wurzel diente vor allem in Fällen großer Reizbarkeit des Nervensystems, wie z.B. bei Veitstanz, Epilepsie oder Neuralgien, als Beruhigungsmittel. Bewährt haben sollte es sich außerdem bei Keuchhusten, Anschwellung der Drüsen, bei bösartigen Geschwülsten und Ausschlägen verschiedener Genese, nach HAHNEMANN[340] aber besonders als Schutzmittel gegen Scharlach.[341] Auch bei der heutigen volksheilkundlichen Anwendung der Belladonna sollen gute Resultate bei der Therapie der glatten Form des Scharlachs erzielt werden.[342]

e. Die Arzneimittelausrüstung

Als Grundlage für die Untersuchung über die von Thomas Spencer WELLS angewandten Medikamente ziehe ich drei Arzneimittellisten zum Vergleich heran:

I. Eine Liste von Arzneimitteln, wie sie TURNBULL im Jahre 1806 für die Ausrüstung von Schiffsärzten als notwendig erachtete.[343]

II. Die amtliche Arzneimittelliste für die Ausrüstung von Schiffsarzneikisten aus dem Jahre 1825.[344,345]

III. Zur besseren Einschätzung der schiffsärztlichen Praxis stelle ich den Inhalt zweier Schiffsarzneikisten, die jeweils von englischen Ärzten bzw. Kapitänen benutzt wurden, gegenüber:
   a. Die Medizinkiste des Kapitän John Lort STOKES (1812-1885)[346]
   b. Die Schiffsarzneikiste des Kapitän DUGUID (um 1860)[347]

Die von Thomas Spencer WELLS benutzten Medikamente und ihre Anwendungsgebiete stelle ich in einer Tabelle den Präparaten der vorgegebenen Listen gegenüber, wobei auf das jeweilige Vorkommen der Arzneien in der Liste von TURNBULL mit "I", in der Vorschrift von 1825 mit "II" und in den Schiffsarzneikisten von STOKES und DUGUID mit "III" hingewiesen wird.

ARZNEIMITTELLISTE

Identifizierung	Bezeichnung in den Listen	Bezeichnung bei WELLS	Anwendung bei WELLS	Erwähnt in Liste
Acetum (Essig)	Vinegar	Vinegar	Befeuchtung der Haut vor Anlegen der Pulvermacher'-schen Kette	I
Acetum Plumbi (Bleiessig)	Liq. Plumbi Acet.	---	---	II III[x]
Zitronensäure	Citric Acid	---	---	II
Gallussäure	Gallic Acid	---	---	III
Blausäure, Cyanwasserst.	---	Hydrocyanic acid	Phrenitis, Pleuritis, Colic	-
Salpetersäure	Nitric Acid	Nitric acid	Dyspepsia	II
Schwefelsäure	Sulph. Acid	---	---	II
Weinsäure	Tart. Acid	---	---	III
Aether	Ether	---	---	III
Liq. Ammonii	Ammonia	Ammonia	Intermittend Fever	I
Zitronensaures Ammoniak		Citrate of Ammonia	Phrenitis	-

[x] Goulards Extract

Aqua hordei (Gerstenschleim aus Gerste, Hordeum sativum, Jessen, Poaceae)		Colic	–
Argentum nitricum (Höllenstein)	Argenti nitras	---	II
Balsamum commendatoris (Wundbalsam aus Benzoe, Aloe Perubalsam, Spiritus)	Traumatic balm	---	I
Balsamum copaivae (Caesalpiniaceae)	Copaiva balm	Copaiva	Synovitis	I
Bulbus scillae (Meerzwiebel)	Dried Squills	---	---	I
Calomel (Hydrargyrum muriaticum mite) versüßtes Quecksilber	Calomel	Calomel	Intermittent Fever, Pleuritis, Phrenitis, Bronchitis	I, II,xx IIIa, IIIb
Camphora (Kampfer von Cinnamomum Camphora Nees und Eberm.)	Camphor	Camphor	Delirium Tremens, Spermatorrhoea	I II
Cantharides (Spanische Fliegen, Lytta vesicator. Fab.)	Cantharides	---	---	IIIa,xIIIb I

x Conc. Ess. of Camphor   xx Hydrargyri Submuriatis

Castor fiber L. (Bibergeil, getrockn. Drüsensäcke d. Bibers)	Castor	---	---	I
Ceratum album (Weißes Wachs)	Cera alba	---	---	II
Ceratum Calaminaris (Wachspflaster mit Lapis Calamin. Hauptbestandt.: Galmei)	Cerat. Calamina.	---	---	II
Ceratum Cetacei (Walratsalbe; aus weißem Wachs und Olivenöl)	Cerat. Cetacei	---	---	II
Ceratum Resinae (Harzpflaster)	Cerat. Resin.	---	---	II
Chininsulfat	Chininum sulphuricum, Sulfas Quininae	Quinine, Quin. Wine	Intermittent Fever, Colic, Bronchitis	II IIIa
Chloroform	---	Chloroform (Teil d. "Liniment")	Synovitis	-
Colchicum autumnale L.	---	Colchicum	Hysteria	-
Confectio cardiaca (Herzstärkende Latwerge aus Zimt, Kardamom, Safran, Kalziumcarbonat, und Zucker zubereitet)	Cordial Confection Confectio aromatica	---	---	I II

Conserva rosarum (Rosenzucker)	Conserve of roses	---	---	I
Cortex Aurantii exsic. (getrockn. Pomeranzenschale)	Cort. Exsic.	---	---	II
Cortex Chinae (Chinarinde)	Cinchonae Flav. Cort. Pul. Peruvian Bark	Powdered Cinchona Bark	Intermittent Fever, Phrenitis	I, II
Cortex Cinnamomi (Zimt)	Cinnamon	---	---	I
Cremor Tartari	Cream of tartar Pot. Supertart.	---	---	I,II,III
Creta praeparata (Schlämmkreide)	Cretae Prepar. Prepared chalk Chalk powder	Chalk mixture	Diarrhoea	I, II, III
Cuprum sulphuricum (Kupfersulfat)	Cupri Sulph.	---	---	II
Emplastrum Plumbi (Bleipflaster)	Emplas. Plumbi	---	---	II
Emplastrum Resinae (Harzpflaster)	Emplas. Resinae	---	---	II
Emplastrum vesicatorium (blasenziehendes Pflaster)	Emplas. Cantharides Blister	Blister	Interm. Fever, Phrenitis, Phthlisis, Pleurizis, Bronchitis, Spermatorrhoea	I,II

Essentia Zingiberis (Ingweressenz) Alkoholisches Konzentrat aus Ingwerwurzel	Ess. Zingiberis	---	---	III
Extractum catharticum ("Reinigendes" Extrakt; Abführmittel auf der Basis von Koloquinthen)	Cathartic extract Extr. Colocythidis comp.	---	---	I,II
Extractum Conii (Schierlingsextrakt, eingedickter Schierlingsaft)	Extract of hemlock	---	---	I,II
Extractum Hyoscyami (Bilsenkräuterextrakt)	Extr. Hyoscyami	---	---	II
Extractum Ligni campechiani (Blauholzextrakt)	Extract of logwood	---	---	I
Ferrum citricum cum chinino citrico (Zitronensaures Eisen mit Chinin)	---	Citrate of iron with Quinine	Dyspepsia	--
Ferrum sulphuricum (Eisensulfat)	---	Sulphate of iron	Colic	--
Flores Antimonii (Spießglanzblüte)	Ant. Florum	---	---	II

Flores Chamomillae (Kamille)	Camomile Flowers	---	---	I
Flores sulphuris (Schwefelblüte)	Flowers of Sulphur	---	---	I,III
Flores Zinci (Zinkblüte)	Flowers of Zinc	---	---	I
Folia Sennae (Sennesblätter)	Senna leaves	---	---	I,II
Grey Powder, Hydargyrum cum creta, Verreibung von reinem Quecksilber mit Kreide	Grey Powder	---	---	III
Gummi ammoniacum (Ammoniakgummi, eingetrockneter Saft von Doremaarten)	Am. Gummi	---	---	II
Gummi arabicum (der an der Luft erhärtete Gummi von Acacia senegal L.)	Gummi arabicum Acaciae Gummi	Pulv. Acacia (Bestandteil einer Mixtur)	Bronchitis	I,II
Gummi guajaci (Guajakaharz, Harzablagerungen aus Lignum guajaci von Guaj. sanctum L.)	Gummi guajaci	---	---	I,II
Guttae ophthalmicae (Augentropfen)	Eye drops	---	---	III

Herba Absinthiae (Wermut)	Wormwood	---	---	I
Hydrargyrum (rohes Quecksilber)	Crude Mercury	---	---	I
Hydrargyrum bichloratum (Ätzendes Quecksilbersublimat)	Corrosive sublimate Hydrargyrii oxymuriatis	---	---	I,II
Hydrargyrum bijodatum (Quecksilberjodid)	---	Jodide of Mercury	Dyspepsia	---
Hydrargyrum nitricum oxydatum (Salpetersaures Quecksilberoxid)	Hydragyrii Nitr. Oxyd.	---	---	II
Kalium carbonicum (Kaliumkarbonat)	Pot. Subcarbon.	Liquor Potassium	Synovitis	II
Kalium jodatum (Kaliumjodid)	---	Jodide of Potassium	Dyspepsia	---
Kreosotum (Produkt, das sich bei der trockenen Destillation von Holz bildet; es stellt ein Gemisch von Guajacol und Kreosolen dar)	Creosote	---	---	IIIa, IIIb

Laudanum (andere Bezeichnung für Opium; wahrscheinlich ist Laudanum liquidum gemeint)	Laudanum Tinct. Opii Sed. sol. of Opium	Laudanum	Delirium Tremens, Diarrhoea	I,II, III a, III b
Lignum Quassiae (Quassiaholz von Picrasma excelsa Planchon und Picrasma amara L.)	Quassia	---	---	I,II
Linimentum saponatum camphoratum (Mischung aus in Weingeist gelöster Seife und Kampfer mit Thymianöl, Rosmarinöl und Salmiakgeist)	Opodeldoc	---	---	III
Liquor Ammonii (Salmiakgeist)	Liq. Ammoniae	---	---	II
Liquor Arsenicalis (Fowleri) Fowlersche Lsg. (Kaliummetarsenit)	Liq. Arsenicalis	Arsenical solution	Interm. Fever	II
Lotio sulphuris (Waschwasser mit Sulphur praecipitatum als Hauptbestandteil)	Lotio sulphuris	---	---	II
Magnesium (MgO)	Magnesia	Magnesia	Hysteria	I,III a, III b

Magnesium carbonicum (Magnesiumkarbonat)	Magnesiae subcarbonatis	---	---	II
Magnesium sulphuricum (Bittersalz, Epsom-Salz)	Purgative salt Magnesiae sulphuris	Sulphate of Magnesia	Colic	I,II
Manna (getrockneter Saft von Fraxinus ornus L.)	Manna	---	---	I
Res. guajaci pulv.	---	Mixtura guajaci	Synovitis	---
Morphium	---	Morphine (Bestandteil einer Mixtur)	Synovitis	---
Myrrha (der eingetrocknete Milchsaft von Commiphora-Arten)	Myrrhe	---	---	I
Natrium carbonicum cristallisatum (Soda)	Carbonate of Soda crystal	---	---	IIIa, IIIb
Natrium citricum (Zitronensaures Natrium)	---	Citrate of Soda	Variola	---
Natrium sulphuricum (Glaubersalz)	---	Saline Aperient	Phrenitis, Hysteria, Synovitis, Pleuritis	---
Nitr. (Salpeter)	Nitr. Potassae Nitr. Purif.	---	---	I,II, III
Oleum Amygdalarum (Mandelöl von Prunus dulcis (Mill.))	Oil of almonds	---	---	I

Oleum Lini (Leinsamenöl)	Lintseed-oil	---	---	I
Oleum Menthae (Minzenöl durch Destillation versch. Minzearten)	Oil of mint Ess. of Peppermint	Peppermint water	Delirium Tremens	I,II, III
Oleum Olivarum (Olivenöl)	Ol. Olivae	Olive oil (in Mixtur)	Synovitis	II
Oleum Ricini (Rizinusöl, aus dem Samen von Ricinus communis L.)	Castor oil	Castor oil	Hysteria, Diarrhoea	I,II, IIIa, IIIb
Opium	Opium Opii Colati	Opium	Delirium Tremens, Pleuritis, Synovitis	I,II
Pilulae cum Aloe et Myrrha	Pilulae Ruffii	---	---	III
Pilulae Hydrargyri (Quecksilberpillen)	Pilulae Hydrargyri Blue Pills	Blue Pills	Phrenitis	II,III
Piper Cayennense (Cayennepfeffer)	---	Cayenne pepper	Delirium Tremens	---
Pulvis aerophorus laxans (abführendes Brausepulver, aus Natriumhydrogenkarbonat und Weinsäure hergestellt)	Seydlitz Powder	---	---	III
Pulvis antimonialis (Diaphoretikum, enthält Antimonoxid und Kalziumphosphat)	James Powder	---	---	II,IIIa, IIIb

Pulvis aromaticus (Mischung aus Zimt, Ingwer, Kardamom, Muskatnuß)	Aromatic Powder	---	---	III
Pulvis Boracis (Borax)	Boracic Powder	---	---	III
Pulvis Cretae comp. cum Opio (aus Kalziumkarbonat, Zimt, Tormentillwurzel, arab. Gummi, Opium und Pfeffer)	Compound Powder Chalk with Opium	---	---	III
Pulvis Ipecacuanhae comp. (Brechwurzelpulver mit Opium und Rad. Ipecac. zu gl. Teilen)	Dover's Powder	Dover's Powder	Interm. Fever, Pleuritis, Diarrhoea	II, IIIa, IIIb
Pulvis Jalapae (von Exogonium purga Wenderoth)	Jalap Powder	---	---	I, II, IIIa, IIIb
Pulvis Sanguis Draconis comp. (Drachenblutpulver von Daemonorops draco)	Compound Powder Gum Dragon	---	---	III
Pulvis Scammonii (aus dem eingetrockneten Milchsaft von Convolvulus Scammonia L.)	Pulv. Scammonii	---	---	II, III
Purgativ (nicht näher bez.)	---	Purgative	Interm. Fever, Pleuritis	-

Radix Gentianae (Enzianwurzel)	Gentiana	---	---	I,II
Radix Ipecacuanha (Brechwurzel)	Rad. Ipecac.	Ipecacuanha (Teil einer Mixtur)	Bronchitis	I,II, IIIa, IIIb
Radix Iridis (Iriswurzel)	Iris	---	---	I
Radix Rhei (Rhabarber)	Rad. Rhei	---	---	II,IIIa, IIIb
Radix Sarsaparilla (Wurzel von Smilax-Arten)	Rad. Sarsaparilla	Sarsaparilla	Dyspepsia	I
Radix Serpentariae (Schlangenwurzel) Bez. für mehrere Drogen, bes. Aristolochia serpentaria L.)	Serpentary	---	---	I
Rhizoma zingiberis (Ingwer von Zingiber officinale L.)	Ginger	---	---	I
Sal absinthii (Wermutsalz)	Salt of wormwood	---	---	I
Sal cornu cervi (Hirschhornsalz)	Salt of hartshorn Am. Carbonatis	Carbonate of Ammonia	Delirium Tremens	I,II, III
Ferrum sulphuricum (?)	Salt of Steel	---	---	I

Sapo (Seife)	Castile Soap	---	---	I
Secale Cornutum (Mutterkorn) Sklerotium des Pilzes Claviceps purpurea Tulasne	Sec. Cornutum	---	---	III
Semen Amomi (Nelkenpfeffer)	Jamaica Pepper	---	---	I
Semen Lini (Leinsamen)	Lintseed	---	---	I,II
Semen Sinapis (Senfsamen)	Mustard seed	Sinapism (Senfteig oder Senfpflaster)	Hysteria, Pleuritis, Diarrhoea	I
Sirupus Ferri Jodati (Jodeisensirup)	Syrup of Jodide of Iron	---	---	III
Species pro confectione Opii (Drogen zur Herst. einer Opiumlatwerge (Theriak))	Species pro confectione Opii	---	---	II
Spermacetum (Walrat, Inhalt besonderer Kopfhöhlen von Pottwal und Entenwal)	Spermacete (Cetaceum)	---	---	I,II
Spir. aetheris nitrosi Versüßter Salpetergeist (eine Mischung von Salpetersäure und Alkohol mit 2% Äthylnitrit)	Spiritus Aether.Nitr.	---	---	II

Spiritus Ammoniae aromaticus (Alkoholhaltige Lsg. von Ammoniumkarbonat und Ammoniumchlorid)	Spirit of Sal Volatile	---	---	III a, III b
Spiritus Cornu Cervi (Hirschhorngeist, durch Dest. aus Hirschhorn hergest.)	Liq. vol. cornu cervi	---	---	II
Spiritus Lavandulae (Lavendelspirit, aus Flores Lavanduae)	Spirits of lavender	---	---	III
Spiritus Mindereri (aus Salmiak oder Ammoniumkarbonat und Essig gew. Lsg.)	Spirit of Mindererus	---	---	I, III
Spiritus Terebinthinae (Terpentingeist)	Spirit of Turpentine Ol. Terebinth.	---	---	I, II
Spiritus vini (Alkohol)	Spirit of wine	---	---	I, II
Spiritus Vitrioli (Vitriolgeist, aus Vitriolen hergest., geht bei Lagerung in ca. 3%ige Schwefelsäure über)	Spirit of Vitriol	---	---	I

Sulphur antimonii auratum (Goldschwefel)	Sulphur of Antimony	---	---	I
Tanninum (Gerbsäure)	Pure Tannin	---	---	III
Tartarus emeticus (Kalium-antimonyltartrat) Brechweinstein	Emetic tart.	Emetic Tartarized Antimony	Phthisis, Bronchitis	I,II, III
Tinctura Catechu (Alkoholauszug aus einem Extrakt aus Acacia Catechu (L.) Wildenow)	Tinct. Catechu	---	---	II
Tinctura Chinae comp. (Tinktur mit Cortex Chinae als Hauptbest.)	Tinct. Chinae Comp.	---	---	II,III
Tinctura Digitalis (Fingerhuttinkt., Alkoholauszug aus getrockneten Fingerhutblättern)	Tinct. Digitalis	Tincture of Digitalis	Phrenitis	II
Tinctura Ferri muriatici (Salzsäure-Eisenchloridlsg.)	Tict. Ferri Muriat.	---	---	II
Tintura Jodi (Lsg. von Jod in Weingeist)	---	Tincture of Jodine	Synovitis	-
Tinct. Opii benzoica (Besänftigende Opiumtinkt. mit Zusatz von Kampfer und Anisöl)	Paregoric	---	---	IIIa, IIIb

Tinctura Rathaniae (Alkoholauszug von Radix Ratanhiae)	Tinct. Rath.	---	---	III
Tinctura Rhei (Rhabarbertinkt., Alkoholauszug aus Radix Rhei)	Tinct. Rhei	---	---	II,III
Tinctura Scillae (Alkoholauszug aus Meerzwiebel)	Tinct. Scillae Syrupus Scillae	---	---	II,III
Tinctura Valerianae ammoniata (Ammoniakalische Baldriantinkt.)	Tincture of Valerian	---	---	III
Unguentum hydrargyri forte (graue Quecksilbersalbe)	Ung. Hydrarg. Fort.	Mercurial Liniment	Synovitis	II
Unguentum hydrargyri mite (graue Quecksilbersalbe, schwach!)	Ung. Hydrarg. mite	---	---	II
Unguentum sulphuratum comp. (zusammengesetzte Schwefelsalbe)	Ung. Sulph. Comp.	---	---	II
Vinum Antimonii tartarisati (Lsg. von Brechweinstein in Südwein)	Vini. Antim. Tart.	Vin. Antim. Tart. (Teil einer Mixtur)	Bronchitis	II,III
Vinum Ipecacuanhae (Brechwurzelwein)	Vin. Ipecac.	---	---	III

	I
Vitriolum album (Weißer Vitriol, Hauptbest. Zinksulfat, Aluminiumsulfat)	White Vitriol
	---

Aus der vorliegenden Tabelle wird deutlich, daß es eine gewisse Grundausstattung mit Medikamenten gab, die offensichtlich für den Schiffsarzt als unentbehrlich im 19. Jahrhundert betrachtet wurde. Anhand der Häufigkeitsverteilung der Arzneimittel in den verschiedenen Listen läßt sich für die Arzneimittelausrüstung an Bord im zweiten Viertel des 19. Jahrhunderts folgender Kernbestand an medizinischen Präparaten ermitteln:

1. Calomel (Hydrargyrum muriatum mite)[x]
2. Camphora[x]
3. Chininsulfat[x]
4. Cortex Chinae[x]
5. Cremor Tartari
6. Creta praeparata[x]
7. Gummi arabicum[x]
8. Laudanum[x]
9. Magnesium[x]
10. Magnesium carbonicum
11. Nitrum
12. Oleum Menthae[x]
13. Oleum Ricini[x]
14. Opium[x]
15. Pilulae Hydrargyri[x]
16. Pulvis antimonalis
17. Pulvis Ipecacuanhae comp.[x]
18. Pulvis Jalapae
19. Radix Ipecacuanhae[x]
20. Radix Rhei
21. Sal cornu cervi[x]
22. Tartarus emeticus[x]

[x] Vorkommen in WELLS' Bordjournal

Es ist interessant und spricht für die Kenntnis und Praxisorientierung des Schiffsarzts Thomas WELLS, wenn 17 dieser insgesamt 22 Arzneimittel in der von ihm 1851 herausgegebenen Vorschrift "The Scale of Medicines with which Merchant Vessels are to be Furnished" ebenfalls enthalten sind.[349]

Die folgende Liste enthält die weniger häufig benutzten Arzneimittel:

1. Acetum Plumbi
2. Liquor Ammonii caustici
3. Acetum Nitricum
4. Balsamum Copaivae
5. Confectio cardiaca
6. Emplastrum vesicatorium
7. Extractum catharticum
8. Extractum conii
9. Flores sulphuris
10. Folia Sennae
11. Gummi guajaci
12. Hydrargyrum bichloratum
13. Kalium carbonicum
14. Kreosotum
15. Lignum Quassiae
16. Liquor arsenicalis
17. Natrium carbonicum cristallisatum
18. Oleum Olivarum
19. Pulvis scammonii
20. Radix Gentianae
21. Sarsaparilla
22. Semen Lini
23. Semen Sinapis
24. Spermacetum
25. Spiritus Ammoniae aromaticus
26. Spiritus Mindereri
27. Spiritus Vini
28. Tinct. Chinae comp.

29. Tinctura Digitalis
30. Tinctura Opii benzoica
31. Tinctura Rhei
32. Tinctura Scillae
33. Unguentum hydrargyri forte
34. Vinum Antimonii tartarisati

Die verbleibenden 77 der insgesamt 143 in den genannten Listen aufgeführten Medikamente wurden entweder sehr wenig benutzt oder gehören zu den "Spezialmixturen", die gelegentlich von den Schiffsärzten selbst hergestellt worden sind; so versuchte Thomas Spencer WELLS bei einer an Bord aufgetretenen "Gonorrhoeal Synovitis of the knee-joint",[350] nachdem die Selbstmedikation des Seemannes mit Hilfe von Copaivabalsam keine Erfolge zeigte, die Erkrankung mit insgesamt acht weiteren Präparaten zu heilen, von denen vier (Tincture of Jodine, Mixtura guajaci, Natrium sulphuricum, Chloroform) auf keiner der vorher erwähnten Medikamentenlisten zu finden waren. Weiterhin experimentierte der "Assistant Surgeon" der "Modeste", W. PEARCE, der an einer hartnäckigen "Dyspepsia" litt,[351] mit fünf verschiedenen Arzneien, von denen drei (Citrate of iron with Quinine, Jodide of Mercury, Jodide of Potassium) in den genannten Listen fehlen. (die Jodide waren zu jener Zeit noch "neu", vermutlich machte also PEARCE Selbstversuche an sich!).
Da WELLS' Bordjournal einerseits keine Aufstellung der auf der Reise mitgeführten Medikamente enthält, andererseits nicht alle an Bord befindlichen Arzneien auch benutzt wurden, ist man für die Arzneimittelausrüstung der "Modeste" nur auf Vermutungen angewiesen: Die Arzneikiste der "Modeste" wird in etwa der auf S. 122 aufgeführten Präparate entsprochen haben. Als weiterer Anhaltspunkt für die Ausrüstung mit Medikamenten während der Mittelmeerreise kann die von WELLS im Jahr zuvor aufgestellte

Vorschrift für Handelsschiffe angesehen werden.
Erstaunlicherweise werden die an anderer Stelle ("Als Heilmittel angewandte Kräuter auf Kephallinia und Korfu" - vgl. S. 46 ff) sehr detailliert besprochenen einheimischen Heilkräuter als Heilmittel für die Behandlung der an Bord auftretenden Erkrankungen nicht hinzugezogen. In Tinkturen und Mixturen tauchen sie als Bestandteile nur in Ausnahmefällen auf, wie zum Beispiel: Pulvis Acaciae in einer Mixtur gegen Bronchitis,[352] Hordeum sativum im "Barleywater" gegen "Colic",[353] Colchicum autumnale L. in Verbindung mit Magnesium bei einer "Hysteria"[354] u.a. .
Darüberhinaus gehörte zum Inhalt der Schiffsarzneikiste das folgende ärztliche Instrumentarium und Verbandmaterial, das WELLS als Bestandteil der Arzneiliste 1851 erwähnte: [355]

- ein Satz Waagschalen und Gewichte
- ein Tropfenzähler
- ein Einnehmeglas
- eine Schere
- Spritzen
- Lanzetten
- Bandagen in verschiedenen Größen
- sechs Yard Kattun
- sechs Yard Flanell
- Nadeln und Nahtmaterial
- ein Tourniquet
- geölte Seide
- Klebepflaster
- Scharpie
- Schwamm
- Baumwolle
- ein Satz gewöhnlicher Schienen
- Bruchbandagen
- eine Klistierspritze
- ein elastischer Katheter

f. Kasuistik

Von den gesamten Krankheitsfällen während seiner Dienstzeit auf der H.M.S. "Modeste" beschrieb Thomas Spencer WELLS 22 Erkrankungen ausführlicher in dem Abschnitt seines Bordjournals, der als "Medical and Surgical Journal" bezeichnet wurde. Dabei bediente er sich des Formblattes "No. 11", durch das eine strenge Einteilung des Aufbaus jeder Krankengeschichte gegeben ist:[356]

"...

Nature of disease	No. of case	Men's Names Qualities, Time when and where taken ill, and how disposed of	The History, Symptoms, Treatment and Daily Progress of the disease or Hurt
Intermittent Fever (double quotidian)	1	Willm. Stevenson at 34, Cooper put on list at sea August 18, 1852 returned to duty Sept. 20, 1852	had suffered from a severe attack of double quotidian intermittent in China two years ago. He had a relapse early this year in the H.M.S. Trafalgar

..."

Im einzelnen wurden in den 22 Krankengeschichten folgende Fälle behandelt:[357]

Intermittent Fever	(Case 1 und 2)
Variola	(Case 3)
Phrenitis	(Case 4, 5 und 6)

Epilepsy	(Case 7)
Hysteria	(Case 8)
Delirium Tremens	(Case 9)
Phthisis	(Case 10)
Pleuritis	(Case 11 und 12)
Bronchitis	(Case 13)
Diarrhoea	(Case 14 und 15)
Colic	(Case 16)
Dyspepsia	(Case 17)
Spermatorrhoea	(Case 18)
Gonorrhoeal synovitis of the Kneejoint	(Case 19)
Fracture of right radius	(Case 20)
Fracture of Clavicle	(Case 21)
Carcinoid (?) disease of the Ileum	(Case 22)

Die Fälle 3, 9 und 22 des "Medical and Surgical Journal" erscheinen mir besonders erwähnenswert, weil sie zum einen das sorgfältige Vorgehen des Schiffsarztes, zum anderen außergewöhnliche Krankheitsfälle an Bord demonstrieren:

I. "...Case 3, Variola
Denis Donovan, at 30, put on the list at Corfu Oct. 4, 1852, sent to hospital Oct. 11..."

Der Patient war aufgrund eines Furunkels, das ihn beim Gehen behinderte, auf die Krankenliste gesetzt worden. Am 8. Oktober jedoch klagte er über leichtes Fieber, das im Verlauf des 9. Oktobers noch anstieg. Da zu diesem Zeitpunkt unter der Bevölkerung an Land die Pocken grassierten (vgl. S. 54 ff), vermutete WELLS sofort eine Ansteckung des Seemannes; doch dieser war in den vorhergehenden vier Wochen nicht an Land gewesen, und bei ihm waren auch keine Hautsymptome zu beobachten. Außerdem sollte der Patient angeblich schon eine Pockenerkrankung überstanden haben. In der Nacht zum 10. Oktober trat die erste Hautreaktion auf, und am 11. Oktober zeigte sich deutlich, daß der Seemann doch mit Pocken infiziert war. Um die Quarantäne zu wahren, verlegte ihn WELLS sofort in das Militärhospital nach Korfu. Obwohl das Wohlbefinden des Kranken erstaunlich gut war, bestand WELLS auf einem Krankentransport. Nach weiteren zwei Tagen im Hospital bekam der Patient, nach den Angaben von WELLS, Kopfschmerzen und Atemnot und verstarb vier Tage darauf. Bei der post-mortem-Untersuchung entdeckte WELLS eine starke Infiltration der Trachealschleimhaut ohne jegliche Ulzerationen. An Bord der "Modeste" war der Patient mit erfrischenden Getränken (Citrate of Soda) und einer Diät behandelt worden.

Auffallend an dieser Fallbeschreibung, bei der es sich in der Tat um Pocken gehandelt haben dürfte, erscheint mir die Nichtbeachtung der "Surgeons' Instructions". Artikel 28 schreibt nämlich vor,[358] daß erkrankte Seeleute von dem zuständigen Schiffsarzt auch bei einem eventuellen Hospitalaufenthalt weiterbetreut werden müssen, solange das Schiff den Hafen nicht verläßt. Bei anderen Krankheitsfällen folgte WELLS dieser Aufforderung.[359] Sein Fehlverhalten ist, da er sich sonst sehr gewissenhaft an die Vorschriften der "Surgeons' Instructions" hielt, eigentlich nur durch die drohende Ansteckungsgefahr zu erklären.

II. "...Case 9, Delirium Tremens
Willm. Olive, at 30, put on list May 4 at Corfu, sent to hospital May 8..."

Dieser Seemann hatte während seines Landurlaubs mehrere Tage hintereinander sich dem übermäßigen Alkoholkonsum hingegeben und wurde schließlich wieder an Bord gebracht. Er zeigte sich niedergeschlagen und verängstigt, konnte nicht schlafen und seine Gliedmaßen zitterten. WELLS verordnete ihm Bettruhe und gab ihm alle drei Stunden eine Lösung aus einem halben "grain" (1 grain = 0,065 g) Morphium mit fünf grain (0,325 g) Ammoniumcarbonat in Pfefferminzwasser. Über Nacht wurde zusätzlich ein Präparat aus

fünf grain (0,325 g) Kampfer und einem grain (0,065 g) Morphium gegeben. Am 5. und 6. Mai war der Patient so weit genesen, daß von nun an nur noch ein grain (0,065 g) Morphium, jeweils abends, verabreicht werden mußte, jedoch am 7. Mai phantasierte der Kranke wild, glaubte vor einem Kriegsgericht zu stehen und fürchtete, seine Kameraden brächten ihn um. Die Behandlung mit Kampfer, Ammoniumcarbonat und Morphium brachte keine Besserung, und so wurde im Abstand von 2 Stunden je eine Dosis Laudanum in Rum gegeben. In einem Moment der Unaufmerksamkeit seiner Kameraden sprang der erkrankte Seemann über Deck, konnte jedoch schnell aus dem Meer geborgen werden. An Bord zurückgekehrt schlief er sofort ein. Als er am späten Nachmittag wieder erwachte, fühlte er sich zwar etwas besser, doch da seine Angstzustände nicht aufhörten, überwies ihn WELLS in das Militärhospital, um ihn von der scheinbar für ihn beängstigenden Atmosphäre des Schiffes zu befreien. Die Ärzte im Hospital behandelten den Patienten zunächst mit Opiaten, später mit Cayenne Pfeffer und innerhalb einer Woche gesundete dieser Seemann, und konnte wieder zum Dienst an Bord eingeteilt werden. Bis zum Ende der Reise trat kein Rückfall auf.
Die große Suchtgefahr bei der Verordnung großer Mengen von Morphium (Hauptalkaloid des Opiums) war zur damaligen Zeit generell nicht bekannt. Jedoch dürfte die schmerzstillende wie einschläfernde Wirkung auf den Patienten dessen Angstzustände tatsächlich gemildert haben.

III. "...Case 22, Carcinoid (?) Disease of the Ileum James Moriss, at 24, put on list at Corfu at June 27, sent to hospital on July 20..."

James Moriss klagte erstmals am 7. Mai über Schmerzen und eine starke Schwellung auf der linken Seite. Nach seinen Angaben litt er an diesen Beschwerden seit Beginn der Reise, außerdem hatte er am 28. April an Land einen harten Schlag in die beschriebene Region bekommen. Nachdem ihm einige Breiumschläge Linderung verschafft hatten, kehrte

er am 12. 5. zum Dienst zurück. Am 14. Juni traten jedoch
erneut Beschwerden auf, und die Schwellung des linken
Unterbauches im Bereich des Ileum war deutlich zu erkennen.
Wiederum wurden Breiumschläge appliziert und eine Probe-
punktion des betroffenen Gebietes mit einer Nadel vorgenommen. Die Punktion erbrachte nur eine geringe Menge
seröse Flüssigkeit, aber der Patient meinte, der Eingriff
habe ihm Linderung verschafft. So nahm er am 18. Juni
seinen Dienst wieder auf, mußte jedoch bereits am 27. Juni
erneut in die Krankenstation aufgenommen werden! Sein gesundheitlicher Gesamtzustand war erheblich verschlechtert.
Die Schwellung hatte die Größe einer Orange erreicht,
und war fest am Knochen (Becken ?!) fixiert. Von nun an
bis zu seiner Überweisung ins Militärhospital (20. Juli)
hatte der Patient ständig Schmerzen, so daß er am Abend
mit Opiaten behandelt werden mußte; Breiumschläge schienen
vorübergehende Besserung zu verschaffen. In dem Glauben,
es liege ein Abszess vor, inzidierte WELLS mit einem
"Bistoury" (Operationsmesser mit beweglicher Klinge);
es entleerte sich jedoch kein Eiter, sondern nur etwas
Blut und eine seröse Flüssigkeit. WELLS kam zu der Über-
zeugung, daß ein maligner Tumor vorliege, und beriet sich
mit dem "Surgeon" und "Assistant Surgeon" der "Sconge",
sowie dem "Assistant Surgeon" der "Medusa"! Die Ärzte
kamen überein, einen sofortigen operativen Eingriff vor-
zunehmen. So operierte WELLS den Patienten nach dessen
Einlieferung ins Militärhospital unter der Assistenz von
Dr. ARMSTRONG, dem "Principal Medical Officer", Dr. FOSS,
dem "Surgeon" des 96. Regiments, sowie Dr. BATTERSBY vom
47. Regiment und W. DAIRS vom 49. Regiment. Unter Chloro-
formnarkose[360] wurde eine ca. 10 cm breite Inzision vorgenommen und der gesamte Tumor entfernt. Die Verbindung
der Geschwulst zum umgebenden Gewebe war sehr leicht, so
daß sie mit den Fingern herausgenommen werden konnte.
Die Oberfläche des Ileums zeigte sich ebenso mitbefallen
wie ein Teil des Knochens. Nach der Entfernung einiger

Knochenstücke trat eine derart starke Blutung auf, daß
die Operation abgebrochen werden mußte. Der Patient erholte sich jedoch, nachdem die Blutung durch Mullkompressen
zum Stillstand gebracht werden konnte, relativ schnell.
So wurden am 24. Juli in einer weiteren Operation noch
einige Knochenstücke und kleine Tumorreste entfernt.
Am 26. Juli war ein dunkler, stinkender Ausfluß aus der
Wunde festzustellen, der Zustand des Patienten besserte
sich nach einfachen Wasserumschlägen und einer besonderen
Diät. Am 29. Juli wurden ein weiteres kleines perforiertes
Knochenteil entfernt, worauf der Patient am 31. Juli in
ein typhoides Fieber mit schnellem Puls und Schüttelfrost
verfiel. Trotz bester Ernährung trat keine Besserung ein,
die Entleerung einer dunkelgefärbten Flüssigkeit hielt
an. Am 8. August verließ WELLS mit der "Modeste" die Insel Korfu. Wie ihm W. DAVIDSON, der "Surgeon" der "Sconge"
später mitteilte, starb James Moriss am 23. August 1852.
Eine post-mortem-Untersuchung ergab, daß etwa 8 cm des
Ileums völlig zerfressen waren, das Kreuzbein war erweicht,
die Schleimhäute mit einer stinkenden semigelatinösen
Serumflüssigkeit infiltriert. Viszerale Häute wiesen keine
Schädigung auf. Es war nicht festzustellen, ob der Ursprung
der Krankheit im Bereich des Ileums oder im Beckenknochen
selbst entstanden war.
Wenn es auch für den heutigen Betrachter nicht möglich
ist, eine sichere Diagnose für diesen Fall anzugeben, so
liegt es nahe, als Verdachtsdiagnose einen sarkomatösen
Knochentumor, als Todesursache eine Sepsis anzunehmen.

III. WELLS Abhandlung über die Ulcustherapie mit Hilfe des galvanischen Stroms

a. Die Elektrotherapie um 1850

Die Elektrizität als Therapeutikum wurde bereits in der Antike angewandt. DIOSCURIDES (1.Jh.n.Chr.)[361], PLINIUS (23-79) und GALEN (129-199) kannten die krampferregende Wirkung von elektrischen Fischen; Scribonius LARGUS (1. Jahrh.) band Zitterrochen auf schmerzende Körperteile und behandelte die Kranken mit elektrischen Schlägen.[362] Der erste, der eine Heilbehandlung mit Elektrizität durchgeführt hat, dürfte der befreite Sklave ANTHERO gewesen sein, der während der Zeit des Tiberius Claudius Nero CAESAR (14-37) seine Gicht durch Berührung eines Torpedofisches (entwickelt einen elektrischen Schlag von ca. 100 - 150 Volt!) kuriert[363] haben soll.
Von ersten systematischen elektrotherapeutischen Versuchen berichtete erst 1746 Christian Gottlieb KRATZENSTEIN (1723-1795). Er benutzte eine Maschine, bei der die Elektrizität durch Reiben einer Glasscheibe zwischen zwei Lederkissen gewonnen wurde (Reibungselektrizität!); dabei luden sich die Glasscheibe positiv und die Lederkissen negativ auf. Während die negative Elektrizität durch eine Metallkette zur Erde abgeleitet wurde, floß die positive Ladung zu einer Messingkugel, die auf einem Glasfuß isoliert stand und "Konduktor" genannt wurde.[364]
In eine neue Bahn sollte am Ende des 18. Jahrhunderts die Elektrotherapie durch die aufsehenerregende Entdeckung des Anatomen Luigi GALVANI (1737-1798) gelenkt werden. GALVANI beobachtete 1780, daß Froschschenkel, die an kupfernen Drähten an einem Eisengeländer aufgehängt waren, jedes Mal zuckten, wenn sie das Eisengeländer berührten. Alessandro VOLTA (1745-1827) deutete diesen Vorgang mit Recht nicht als Ausdruck der tierischen Elektri-

zität wie GALVANI, sondern als eine elektrische Wirkung, die aufgrund der Verbindung zweier verschiedener Metalle durch einen Leiter zustande kommt. Der Nachteil dieser Art der Kontaktelektrizität (<u>Galvanismus</u>) war, daß die Ströme für die Behandlung der meisten der in Betracht kommenden Krankheiten zu schwach waren. Dieser Fehler wurde durch eine Erfindung VOLTAS im Jahre 1799 behoben. VOLTA schichtete abwechselnd zwei verschiedene Metalle aufeinander, die z.B. durch mit Salmiak oder Wasser getränkte Tuchscheiben getrennt waren und erreichte hierdurch eine erhebliche Steigerung der elektromotorischen Kraft. Das von VOLTA entwickelte elektrische Behandlungsgerät erhielt den Namen "Volta'sche Säule".[365,366] Diese beruhte auf dem Prinzip, daß die Kombination zweier verschiedener Metalle (z.B. Cu, Zn) und eines Elektrolyten (H_2SO_4) Spannungsdifferenzen liefern. Das Instrument bestand aus drei Glasstäben; die beiden Enden der Säule wurden als Pole bezeichnet, und zwar das Kupferende als positiver, das Zinkende als negativer Pol. Werden nun an den beiden Endplatten Drähte befestigt und diese untereinander in Berührung gebracht, so ist die Säule geschlossen, es fließt nun die positive Elektrizität von dem Kupferende der Säule durch den Schließungsdraht zum Zinkende und ebensoviel negative von dem Zinkende zu dem Kupferende. Dieser galvanische Strom fließt konstant, weil die entstehenden Potentialdifferenzen die verlorene Spannung wiederherstellen.[367]

Neuen Aufschwung erlebte die Elektrotherapie durch den englischen Physiker und Chemiker Michael FARADAY (1791-1867), der im Jahre 1831 den ersten Transformator erfand. Diese Entwicklung beruhte auf seiner Entdeckung der Induktionserscheinungen (<u>Induktionselektrizität</u>). Zur Behandlung mußte der Patient sich mit unbekleideten Füßen auf eine Kupferplatte stellen, die mit dem Faraday'schen Generator verbunden war. Der zweite Pol wurde in Form eines feuchten Schwammes oder einfach der Hand des Behandlers auf die zu therapierenden Stellen des Körpers aufgelegt.[368] In den 40er Jahren des 19. Jahrhunderts erlangt vor allem der französische Neurologe Duchenne de BOULOGNE (1806-1875), der als Begründer der modernen Elektrotherapie bezeichnet werden kann, durch die Anwendung von Induktionsströmen zur medizinischen Behandlung. Berühmtheit. Aber auch durch die Berichte vieler anderer elektrotherapeutisch tätiger Ärzte und nicht zuletzt durch die erbitterte langjährige Konkurrenz zwischen Verwendern der Induktionselektrizität und denen, die den Galvanismus vorzogen,[369] nahm die Technik der Elektrotherapie Mitte des 19. Jahrhunderts einen enormen Aufschwung. Das große Interesse, das dieser neuen Therapiemethode entgegengebracht wurde, spiegelt sich in der Tatsache wieder, daß NAPOLEON III. (1808-1873) im Jahre 1852 sogar einen "Preisconcurs" ausschrieb über "die zweckmässigste Anwendung der Voltaischen Säule".[370] Als Preis waren 50.000 Franken ausgesetzt! Eine für die Verteilung des Preises eingesetzte Kommission, der u.a. der berühmte französische Arzt Alfred Louis BECQUEREL (1814-1866) angehörte, befand jedoch keine der eingereichten Arbeiten der Auszeichnung für würdig; nach einer Verlängerung des "Concurs" erhielten der Franzose Guillaume Benjamin Aman DUCHENNE (1806-1875) und sein Kollege FROMENT die "Medaille d' Encouragement" für ihre Bemühungen; darüberhinaus wurden DUCHENNE und der deutsche Artz Albrecht Theodor M. MIDDELDORPF (1824-1868)[371] zu Rittern der Ehrenlegion ernannt. Der Preis selbst blieb weiterhin unvergeben.

Zur ersten offiziellen Anwendung kam die Elektrotherapie durch eine Anordnung des französischen Kriegsministers im Jahre 1859, die den Militärärzten die Anwendung der neuen Therapiemethode bei folgenden Erkrankungen vorschrieb:

1. traumatischen Lähmungen, Zerebrallähmungen (mit Vorsicht!), Ermüdungslähmungen, rheumatischen Lähmungen

2. Sensibilitätsstörungen, Anästhesien, Taubheit und Hyperästhesien
3. bei Ernährungsstörungen und Geschwülsten (Elektropunktur)

Um die Vielfalt der verschiedenartigen Verfahren und ihrer Verwendung deutlich zu machen, seien einige Elektrotherapeuten und ihre Therapiemethoden erwähnt. Der Berliner Arzt Carl Johann Christian GRAPENGIESSER (1773-1813) sah als erster im galvanischen Strom ein antiparalytisches Mittel, das bei apoplektischen Lähmungen dann Erfolg versprechen sollte, wenn in die gelähmten Teile "Leben" zurückkehre. Den einfachen galvanischen Strom wandte er nicht an, da er für Lähmungen der Extremitäten zu schwach war. Seine Methode war folgende: die benetzte Haut der Extremitäten berührten zwei Leiter, die, wenn möglich, an zwei entgegengesetzten nervenreichen Stellen angelegt wurden. Es ist zu beachten, daß GRAPENGIESSER ausdrücklich betont, "nervenreiche Stellen" zu galvanisieren, um einen Erfolg zu sehen. Der Zinkpol war der wirksamere Konduktor und war deshalb an das gelähmte Glied zu legen. Die Wirkung konnte, nach seinen Angaben, durch Blasenpflaster verstärkt werden.[372]
In den Jahren 1847 - 1850 veröffentlichte der französische Arzt DUCHENNE seine epochemachenden Forschungen ("De électrisation localisée et son application", Paris 1855) und begründete die Methode der Lokalisierung des Stromes. Ihm kommt das besondere Verdienst zu, bei der Behandlung gelähmter Muskeln mittels induzierter Ströme die Erregung vereinzelter Muskeln oder Muskelgruppen in die medizinische Praxis eingeführt zu haben. In allen Fällen sollten die Stromgeber so nah als möglich aufgesetzt werden. Therapeutisch war es zweckmäßig, motorische Stämme, die an der Körperoberfläche lagen, in den Stromkreis zu bringen. Er bezeichnete dies als "Faradisation musculaire directe". Sie bestand darin, jeden Muskel einzeln zur

Kontraktion zu bringen, indem man die Elektroden mit
feuchten Leitern umgab und auf die Haut auflegte.
DUCHENNE konnte so den Nachweis führen, daß man den fara-
daischen Strom auf gewisse, bis zu einer bestimmten Tiefe,
unter der Haut gelegene Teile lokalisieren konnte.
Den galvanischen Strom zu Heilzwecken zu verwenden, lehnte
DUCHENNE ab, da er nur lähmende Wirkung zeige. Auch zu
physiologischen Zwecken sei er unbrauchbar![373]
Der Berliner Arzt Robert R. REMAK (1815-1865) schließlich
schuf aufgrund physiologischer und physikalischer Studien
die grundlegenden Prinzipien der Elektrotherapie. Ihn
interessierte nicht die viel diskutierte Frage der Be-
quemlichkeit, wie die elektrischen Ströme am leichtesten
zu gewinnen seien. Er äußerte, es sei bis dahin nicht bedacht worden, daß man die auf verschiedenen Wegen er-
langten Ströme in physikalischer und therapeutischer Hinsicht, infolge ihrer verschiedenartigen Entstehung und
Natur, unterschiedlich zu bewerten habe. In seinem ersten
Werk "Über methodische Elektrisierung gelähmter Muskeln"
(Berlin 1855) wandte sich REMAK zunächst gegen die Behauptung DUCHENNE's, der ohne Reizung eines Nerven einen
Muskel zur Kontraktion bringen wollte. Er verstand den
Sinn und die Bedeutung der "DUCHENNE'schen Punkte" auf
dem Muskel richtig als Eintrittsstellen motorischer Ner-
ven. REMAK's große Leistung, die ihren Niederschlag in
seinem zweiten umfangreichen Werk "Galvanotherapie der
Nerven-und Muskelkrankheiten" (Berlin 1858) gefunden hat,
war die wissenschaftliche Begründung der Galvanotherapie.
Er war von Anfang an der Meinung, daß galvanische den
induzierten Strömen vorzuziehen waren. Im Gegensatz zu
DUCHENNE, der im konstanten galvanischen Strom eine
lähmende Wirkung sah, zog REMAK aus seinen Versuchen den
Schluß, daß die erregenden Wirkungen des Stromes an den
sensiblen Nerven durch steigenden Schmerz, an den moto-
rischen Nerven und an den Muskeln unter günstigen Um-
ständen durch tonische Kontraktion zum Vorschein kämen.

Im weiteren Verlauf seiner galvano-therapeutischen Darstellungen diskutierte REMAK die Eigenschaften des konstanten Stroms, der imstande war, die in den Muskeln laufenden Blutgefäße zu erweitern und eine Anschwellung der Muskelfasern selbst zu bewirken und ihre endosmotischen Fähigkeiten zu erhöhen, wodurch sich der konstante galvanische Strom vom induzierten, wie DUCHENNE ihn propagierte, unterschied.[374]

Neben den weit verbreiteten Methoden der Galvanotherapie und der Behandlung mittels Faradisation gab es noch weitere Arten der Elektrotherapie, die jedoch weit weniger Anwendung fanden. Die Methode der Galvanokaustik ging vor allem auf MIDDELDORPF zurück, der mit der sogenannten "Middeldorpf'schen galvanocaustischen Schneideschlinge", die einem galvanischen Glühdraht entsprach, erstmals die Elektrotherapie als Ersatz für das Skalpell anwandte![375]
Die therapeutische Verwendung des sogenannten Elektromagnetismus wurde vor allem durch den französischen Arzt Joseph DROPSY propagiert.[376] Dieser legte Konduktoren auf verschiedene sogenannte "Kardinalpunkte" des menschlichen Körpers, und fuhr die Metallplatten dann mit einem elektrischen Gerät ab. Zeigte sich an einem der Kardinalpunkte eine "-" Wahrnehmung, so wurde an dieser Stelle der Minuspol aufgelegt, bei einer "+" Wahrnehmung entsprechend der Pluspol. Nach 10 - 100 Sitzungen sollte in dem behandelten Patienten dann ein "elektrisches Gleichgewicht" vorhanden sein.
Die unterschiedlichen Anwendungsgebiete, die die Elektrotherapie in den 50er Jahren des 19. Jahrhunderts erfuhr, macht schon deutlich, daß man sich über die eigentlichen Wirkungen der neuen Therapiemethode keinesfalls im klaren war. So kam es auch zu häufigen Fehlindikationen. Fraglos muß aus heutiger Kenntnis ein großer Teil der Empfehlungen sehr kritisch betrachtet werden. Typisch war darüberhinaus, daß gerade Autoren, die sich ihrer mehr oder weniger zweifelhaften Erfolge in der Elektrotherapie rühmten, bei ihren

Veröffentlichungen weder ihr Vorgehen, noch die von ihnen
benutzten Geräte ausführlich erklärten.
So heilte angeblich Dr. Rudoph WECK aus Petersburg unter
anderem Hemikranie, Paralyse, Rheumatismus, Impotenz,
Arthritis, Ischias, Cholera und Veitstanz mit elektrotherapeutischen Mitteln; als ein besonders abstruses Beispiel sei ein gewisser C. BECHENSTEINER genannt, der davon
überzeugt war, daß die Elektrizität die Beförderung des
Samens zum Uterus veranlasse, dessen Minuselektrizität
die wesentlichste Bedingung der Befruchtung überhaupt
sei. Folglich behandelte er weibliche Sterilität mit
elektrotherapeutischen Maßnahmen. Weiterhin vertrat
BECHENSTEINER die Ansicht, daß die Elektrizität und die
"Nervenfluide" identisch seien, und ein ständiger schwacher
Strom zwischen dem Gehirn und den Extremitäten liefe.
Diese, vielleicht noch nicht einmal so abwegige Behauptung
führte jedoch zu höchst bedenklichen Schlußfolgerungen in
seiner Therapie. So war ein roter Kopf einfach ein Zeichen
für zu großen Stromfluß aus den Extremitäten, während
Kältegefühle nur Zeichen eines zu schwachen vom Gehirn
abfließenden Stromes darstellen sollten. Aus dieser Denk-
weise heraus behandelte BECHENSTEINER z.B. Tuberkulose-
patienten mit der Elektrotherapie und behauptete schließlich, diese sei auch bestens zur Wiedererweckung von Toten
geeignet, und gab der Hoffnung Ausdruck, daß die Sterblichkeit nun bald verschwunden sei![377]

Wenn auch die Leistungen der Elektrotherapeuten um 1850
vom heutigen Standpunkt der medizinischen Entwicklung
kritisch betrachtet werden müssen, so hat die Elektothe-
rapie auch heute noch ihre Bedeutung, etwa auf folgenden
drei Gebieten:

1. Die Behandlung von Lähmungen

    Der elektrische Strom begünstigt die Wiederherstellung
    der Beweglichkeit, da man durch ihn aktive Bewegungen
    in den Muskeln hervorrufen kann. Auch bei peripheren

Paresen ist eine Indikation gegeben.

2. Die Schmerzbekämpfung

Früher war die Elektrotherapie auf diesem Gebiet bei Gicht, Rheumatismus und Ischias angezeigt. Das modifizierte elektrische Heilverfahren der Diathermie, bedingt durch Erwärmung des Körpers mittels hochfrequenter Wechselströme, ist auch heute noch bei chronischen Gelenkleiden und Neuralgien eine erfolgversprechende Therapie.

3. Die psychische Behandlung

Hier stehen in erster Linie die Therapie der Neurosen im Vordergrund.[378]

b. Anwendung der Elektrotherapie in Form der Pulvermacher'schen Ketten

Um die Mitte des vorigen Jahrhunderts erfreute sich besonders ein elektrotherapeutisches Modemittel, die Pulvermacher'schen Ketten, großer Beliebtheit und Verbreitung. Der in Breslau geborene J. L. PULVERMACHER siedelte schon in jungen Jahren nach England über, und widmete sich dort vorrangig der Entwicklung und dem Verkauf seines "Medico-Galvanic Systems".[379] Dieses bestand aus einer Vielfalt galvanoelektrischer Ketten, die aus miteinander verbundenen Zink- und Kupferplatten zusammengesetzt waren. So sollte beispielsweise eine "Pulvermacher'sche Kette" aus 20 Elementen - jeweils 20 Zink- und Kupferplatten geringer Größe - insgesamt nicht mehr Raum als eine Zigarrenkiste einnehmen. Die Zinkplättchen konnten für bestimmte Fälle durch solche aus Magnesium ersetzt werden. Als besonders geeignet für die medizinische Anwendung wurden die "Flexible Voltaic Batteries in form of chain-bands" bezeichnet, die in der Lage waren, dem menschlichen Körper voll angepaßt zu werden, und auch unter der Kleidung nicht auffallen sollten. PULVERMACHER gab in seiner Veröffentlichung [380] folgende Indikationen für seine Ketten an:

Rheumatismus
Gicht
Neuralgien
Taubheit
Kopf- und Zahnschmerzen
Paralyse
Nervenschwäche
und andere nervöse, muskuläre oder funktionelle Erkrankungen

Bei der Abhandlung "Pulvermacher's improved Medico-Galvanic System" [381] handelte es sich lediglich um eine Werbebroschüre des Autors für die von ihm vertriebenen Ketten. Sie enthielt in großer Zahl vor allem Dankschreiben aus aller Welt, sowie Berichte über die außerordentliche Wirksamkeit und universelle Anwendungsmöglichkeit der Pulvermacher'schen Apparate. Empfehlungsschreiben kamen u.a. von dem englischen Arzt Jonathan PEREIRA (1804-1853) oder dem deutschen Professor Johann OPPOLZER (1808-1871). Die Ärzte Thomas RADFORD (1793-1881) und Evans RIADORE (1810-1861) berichteten von ihren angeblichen Erfolgen mit dem "Galvanic System" bei Paralyse, Rheumatismus, nervöser Erschöpfung, Tonsillitis und Neuralgien (RADFORD), sowie bei Ischias, Menstruationsbeschwerden und Hexenschuß (RIADORE). Selbst die Fälle, bei denen die Kette versagt haben sollte, nutzte PULVERMACHER geschickt für seine eigene Reklame: Ein gewisser Dr. DEFONTAINE of MOUS hatte von negativen Einflüssen, die die Galvanischen Ketten auf die Entwicklung der Cholera ausübten, berichtet; laut PULVERMACHER bestätigte diese Aussage einmal mehr die Erkenntnisse einiger deutscher Autoren, daß in Zeiten, da die Cholera herrschte, die Atmosphäre von negativer, statt, wie sonst, positiver elektrischer Energie geschwängert war. So zog der Autor

den geradezu abenteuerlichen Schluß, daß die Verbindung zwischen Elektrizität und Cholera nun kaum noch bezweifelt werden könne.[382]
Eben diese kritiklose und pseudowissenschaftliche Nutzung einer an sich bedeutsamen Entdeckung hat den französischen Dichter und unbestechlichen Analytiker seiner Zeit, Gustave FLAUBERT, dazu verführt, die Pulvermacher-Ketten als ein Emblem der Dummheit des vermeintlich aufgeklärten Bürgers in seinem berühmten Roman "Madame Bovary" zu verwenden: der wissenschaftsgläubige Apotheker Homais, der die Liebe zum Fortschritt mit dem Haß auf die Priester verband und sich über alle neuen Entdeckungen auf dem laufenden hielt, "begeisterte sich," wie der Dichter mit subtiler Ironie konstatierte, "für die hydro-elektrischen Ketten von Pulvermacher; er trug selbst eine; und wenn er beim Schlafengehen seine Flanellunterjacke auszog, staunte Madame Homais geblendet die goldene Spirale an, die ihn umschlang, und entbrannte in verdoppelter Glut für diesen Mann, der da kettenumgürtet wie ein Skythe und glanzvoll wie ein Magier vor ihr stand."[383]
Aber auch in betont wissenschaftlichen Abhandlungen wurden die Pulvermacher'schen Ketten diskutiert und für gut befunden, wie z.B. in dem von dem Berliner Arzt Moritz MEYER (1821-1893) veröffentlichten Werk "Die Electricität in ihrer Anwendung auf Practische Medicin" (Berlin 1861[2]):

> "...Alle diese (galvano-elektrischen Geräte) übergehen wir mit Stillschweigen, und erwähnen nur der Pulvermacher'schen Ketten, die einer viel bedeutenderen physicalischen und chemischen Wirkung fähig sind. Sie bestehen aus einer kleineren oder grösseren Zahl von beweglich miteinander verbundenen Gliedern, von denen jedes einzelne einen kleinen Holzcylinder enthält, um welchen ein Zinkdraht und ein vergoldeter Kupferdraht spiralförmig, doch ohne sich zu berühren, herumgelegt sind... . Vor der jedesmaligen Anwendung wird die Kette in Weinessig eingetaucht, wodurch ein ziemlich kräftiger, etwa 1/2 Stunde wirksamer, elektrischer Strom entsteht... . Die Kette lenkt die Galvanometernadel beträchtlich ab, zersetzt das Wasser, und erregt auf der äusseren

> Haut: Röthung, Anschwellung, Bläschenbildung, kurz
> sie vermittelt chemische und physikalische Akte... .
> Gleichwohl können dergleichen Apparate in Fällen
> nützlich sein, wo es sich um Erregung der Hautthätig-
> keit oder um eine Ableitung handelt, und manche
> interessante Heilungen der Art sind von gewissen-
> haften Beobachtern veröffentlicht worden... . Viel
> wirksamer sind aber diese Plattenpaare, wenn sie
> auf Stellen angelegt werden, die vorher durch ein
> Vesicator der Oberhaut beraubt sind. So heilte
> Laennec eine Angina pectoris, indem er eine Platte
> auf die der Epidermis beraubte Herzgrube, die andere
> im Rücken applicirte;..." 384

Auch die von Thomas Spencer WELLS bei Krankheitsfällen auf der "Modeste" angewandte Galvanotherapie beruhte fast ausschließlich auf dem Prinzip der Pulvermacher'schen Ketten. Allerding vertrat WELLS, im Gegensatz zu den bisher erwähnten Autoren, die Anwendungsmöglichkeit dieser Apparate bei hartnäckigen, therapieresistenten Ulcera.[385,386] Der junge Schiffsarzt hatte sich schon seit geraumer Zeit für die Behandlung mit Hilfe der Galvanotherapie interessiert:

> "...Since the year 1847 I have had repeated oppor-
> tunities of observing the therapeutical influence
> of a simple galvanic current upon ulcers and
> granulating surfaces..." 387

Da viele ulzeröse Erkrankungen an Bord der "Modeste" mit Hilfe der Pulvermacher'schen Ketten und eines ähnlich konstruierten Gerätes (s.u.!) angeblich mit Erfolg behandelt werden konnten, entschloß sich WELLS, seine Erfahrungen und Erkenntnisse in einigen Lehrsätzen niederzuschreiben. Er verwandte bei seiner Therapie folgende Apparate:

> "...The apparatus I have used have been of two
> kinds. The first is a single pair of plates-namely
> one oval plate of zinc from one to three inches
> in the diameter, and a plate of pure silver of the
> same size form, the two being connected by a silver
> wire soldered to the back of each plate. The second
> I have only used about a year. It is a Pulvermacher's
> electric chain which I have used with 6 and 18
> elements..." 388,389

Im folgenden machte Thomas Spencer WELLS acht Angaben über die erfolgreiche Anwendung der Galvanotherapie bei der Behandlung von Geschwüren:

1. Um die Wirksamkeit der galvanischen Apparate zu sichern, müßten die Oberflächen der Metallplatten völlig glatt und sauber sein, und bei der Applikation auf die Haut dürfte keine andere Substanz dazwischentreten.

2. Wenn das einfache Plattenpaar auf zwei nah beieinander liegende geschwürige Flächen gelegt würde, so vernarbte - laut WELLS - die unter der Silberplatte befindliche Fläche sofort, während die unter der Zinkplatte gelegene Partie zunächst nekrotisierte und später eine Art Brandschorf hinterließ.
WELLS war der Meinung, daß die Anwendung der Silberplatte eine erfolgreiche Behandlung garantiere. Diesen positiven Effekt führte er keinesfalls nur auf das Metall allein zurück, denn bei vergleichenden Versuchen ohne Anschluß der Zinkplatte war das Ergebnis negativ gewesen. WELLS hatte unzählbar viele Versuche der Behandlung mit feuchten und trockenen Binden und Bandagen, wie sie John SCOTT (1798-1846)[390] und Thomas BAYNTON (? -1820)[391] vorschlugen, durchgeführt, aber durch keine andere Methode als die Galvanisation hatte er, nach seinen eigenen Angaben, in so kurzer Zeit und mit gleichbleibender Regelmäßigkeit gesunde Granulationen erzeugen können.

3. Wenn die Zinkplatte auf Krebsgeschwülste aufgelegt wurde, zerstörte sie diese sehr schnell. Trotzdem benutzte WELLS die Zinkplatte in Tumor-Fällen nur ungern, da sie weitaus mehr Schmerzen bereitete, als vergleichbare, damals zur Verfügung stehende Behandlungsmittel, wie z.B. Zinkchlorid, Salpetersäure oder Silbernitrat.

4. Wenn die Silberplatte auf große, tiefe Geschwüre aufgelegt würde, sollte der Applikationsort so weit wie möglich auf dem Grund des Defektes liegen, weil sonst - laut WELLS - die Gefahr bestand, daß das Geschwür oberflächlich zuheilte, in der Tiefe aber immer noch erkranktes Gewebe zurückblieb.

5. In Fällen, in denen mehrere Ulcera an einer Extremität behandelt werden mußten, und die Zinkplatte im oberen Abschnitt, die Silberplatte im unteren Abschnitt der Gliedmaßen angelegt wurde, heilte das ulzerierte Gewebe ab, das unmittelbar zwischen den beiden Platten lag. Der restliche erkrankte Bezirk blieb unbehandelt und verschlechterte sich manchmal.

6. Wenn die Silberplatte auf die Oberfläche einer fistelnden Anschwellung aufgebracht wurde, so trat die Heilung nur am oberen Rand der Fistel ein. Brachte man jedoch einen weit vorspringenden Teil der silbernen Platte bis auf den Boden der Fistel, so erhielt man schnell eine gesunde Granulation.
Auch bei Schwellungen der Leistendrüsen war es, nach den Angaben von WELLS, angezeigt, eine kleine silberne Kette auf den Boden des Defektes aufzulegen, und diese dann entweder mit den beiden einfachen Platten oder mit dem Kupferanteil der Pulvermacher'schen Kette zu verbinden.

7. In mehreren Fällen gelang es, wie WELLS weiter ausführte, mit den galvanoelektrischen Apparaten an gelähmten Teilen des Körpers die normale Innervation wiederherzustellen. Hierbei mußte die Zinkplatte im unteren Abschnitt des gelähmten Bezirkes, die Silberplatte im oberen angelegt werden.

8. Die Entscheidung, wieweit es besser war, das einfache Plattenpaar zu benutzen oder "Pulvermacher's Hydroelectric chain", hing nach WELLS Angaben von der Intensität des laufenden Stroms ab, der für die Behand-

lung vonnöten war. Die Anwendung der Ketten mit
mehreren Elementen schien sehr schmerzhaft und nur für
eine temporäre Therapie geeignet, während die beiden
einfachen Platten eine milde, gleichbleibende und
langandauernde Behandlung ermöglichten. Letztere hatten
bei den von WELLS behandelten Seeleuten nie Schmerzen
oder auch nur Unbehaglichkeit hervorgerufen, die einzigen Symptome, die auftraten, waren ein leichtes
Kitzeln und eine schwache Betäubung. In den meisten
Fällen blieben sogar jegliche Nebenwirkungen aus.
Die von WELLS am häufigsten benutzte Kette bestand
aus 6 Gliedern und wurde vor der Anwendung in destilliertem Weinessig getränkt. Ein Jucken und manchmal
leichte Versteifungen traten in der ersten bis zur
zweiten Stunde nach dem Anlegen auf, und wiederholten
sich nach jeder neuen Durchtränkung mit dem Weinessig,
aber in keinem Fall wurde über Schmerzen geklagt.[392]

Im Hinblick auf die Wirksamkeit und die einfache Handhabung zog WELLS die beiden einzelnen Platten den Pulvermacher'schen Ketten vor, mit folgender Begründung:
> "...my present experience would lead us to prefer
> the plates in ordinary cases of ulcer where the
> plate could be applied without producing painful
> or injurious pressure on it. I have found that
> even if a chain of 8 links was only moistened with
> water the current has been too strong and made an
> ulcer irritable. On the other side chains have great
> advantages over the plates when ulcers are situated
> over bones, or are too sensitive to bear metallic
> pressure. They are also to be preferred in cases
> of indolent ulcer or weak persons as in such cases
> the current of the single pair of plates is to
> feeble to excite any speedy influence..." [393]

Bei all diesen detaillierten Ausführungen von Thomas
Spencer WELLS und auch bei den im folgenden noch aufgeführten Krankengeschichten sollte nicht vergessen werden,
daß die angeblich gute Wirkung der galvanoelektrischen
Apparate auf Ulzera mit großer Sicherheit weniger auf den

Eigenschaften des galvanischen Stroms, vielmehr auf dem kauterisierenden Effekt der Säuren, die in Verbindung mit der wiederholten Applikation der Platten oder Ketten auf das Gewebe aufgebracht wurden, beruhten (vgl. S. 145).

c. Kasuistik

Im letzten Abschnitt seines Bordjournals, in dem sich WELLS mit den Wirkungen des galvanischen Stroms auf Ulzera beschäftigte, beschrieb dieser fünf verschiedene Fälle, in denen er die galvanoelektrischen Apparate in Form einfacher Plattenpaare und Pulvermacher'schen Ketten erfolgreich angewendet hatte.
Die Krankheit verlief bei den behandelten Patienten sehr unterschiedlich, teilweise hatten auch unterschiedliche Vorbehandlungen stattgefunden, wie folgenden vier Krankengeschichten zu entnehmen ist:

"Case 1.
John Brokington, at 18, grazed the right shin by a fall." 394

Der Verletzung folgte ein oberflächliches Ulcus und der junge Mann mußte am 15. Oktober krank geschrieben werden. Bis zum 20. d. Mts. wurde eine Behandlung mit feuchten Verbänden durchgeführt, aber Erfolge traten nicht ein. WELLS benutzte nun Pulvermacher's kleine Kette (6-gliedrig) (vgl. S. 145!), die vorschriftsmäßig vor der Applikation mit Weinessig getränkt wurde. Nachdem die Kette einen Tag ohne Unterbrechung - abgesehen von weiteren Befeuchtungen mit Weinessig - getragen worden war, hatte sich eine Narbe entwickelt, so daß eine weitere Anwendung der Kette nicht nötig erschien. So wurden zur Unterstützung der Heilung wiederum feuchte Verbände angelegt, was zu einer raschen Verschlechterung führte. Am 3. November wurde die Pulvermacher'sche Kette erneut benutzt. Dabei wurde, wie WELLS angibt, anfangs versäumt, die verschiedenen Teile des Apparates so anzulegen, daß der Strom unmittelbar

durch das Ulcus floß. Nach Behebung dieses Fehlers wurde
die Kette drei Tage lang ununterbrochen getragen, so daß
eine perfekte Vernarbung einsetzte, und der Patient konnte
am 7. November seinen Dienst wieder antreten.
In diesem Fall geht WELLS besonders streng mit den Behandlungsmethoden von BAYNTON und SCOTT (vgl. S. 143)
ins Gericht, deren Therapie mit Binden und Bandagen bei
diesem Patienten, wie er glaubte, sogar eine negative
Wirkung auf die Heilungstendenz ausübte. Allerdings erwähnte er nicht, daß die beiden genannten Ärzte im ersten
Drittel des 19. Jahrhunderts erhebliche Erfolge mit ihren
Behandlungsmethoden bei Ulzera aufzuweisen hatten, und
sicherlich aus heutiger Sicht auch die fundiertere Therapie anwandten.

"Case 3.
Edward Hobby, at 27, applied on the 3rd of January
with an unhealthy sloughing ulcer on the feet with
inflammed edges." 395

Nach erfolgloser Applikation von Breiumschlägen wurde
bei diesem Patienten am 5. Januar das einzelne Plattenpaar aufgelegt. Nach zweitägiger Anwendung war die Heilung fortgeschritten, doch das Auflegen feuchter Kompressen vernichtete, wie WELLS glaubte, den Erfolg bis
zum 10. Januar. Nach erneuter Benutzung der Platten am 10.
und 11. blieb ein kleines Restulcus mit tassenartiger
Aushöhlung zurück. Am 14. ging WELLS zur Behandlung mit
der Pulvermacher'schen Kette über, und am 20. war eine
gesunde Granulation erfolgt, die gemeinsam mit der Nachbehandlung mit feuchten Binden (!) (vgl. S. 143) zu
einem guten Abschluß der Therapie führte.

"Case 4.
George Wodgar, at 19, applied on the 9th of November
with an open bubo in the right groin..." 396

Die Schwellung war aufgeplatzt und hatte entzündete Ränder. Ein blutiges Exsudat entleerte sich aus der Wunde.
Zunächst wurde ein Maischebrei aufgelegt, später verdünnte
Salpetersäure und eine Opiumlösung aufgebracht, aber eine
Heilung trat nicht ein. Ab 14. Nobember wurde eine Pulver-

macher'sche Kette über die ganze Wunde gelegt und dort zwei Tage belassen. Nachdem eine leichte Granulation begann, beließ WELLS die Kette bis zum 20. November. An diesem Tag mußte er jedoch einen massiven Fistelgang eröffnen und am 23. einen weiteren. Da keine Fortschritte sichtbar wurden, legte WELLS am 26. das einzelne Plattenpaar an. Von diesem Augenblick trat, nach WELLS Beobachtungen, eine kontinuierliche Besserung ein, der Patient konnte allerdings erst am 20.Dezember zum Dienst zurückkehren, weil er zusätzlich an einem Durchfall erkrankte. Bei diesem Fall wird deutlich, daß die so genau festgelegte und sorgfältig unterschiedene Indikation für die Ketten und das Plattenpaar nicht in jedem Fall eingehalten werden konnte. Die Behandlung des Patienten erscheint planlos, man gewinnt den Eindruck, daß WELLS in diesem Fall nicht ohne Experimentieren auskam.

"Case 5.
W. Dyer, at 20, had suffered on the coast of Africa with an obstinate ulcer on the leg over the middle third of the tibia..." 397

Der Patient war nach viermonatiger Behandlung nach England zurückgeschickt worden, wo die Wunde schließlich ausheilte. Da sich das Narbengewebe jedoch bis zur Knochenoberfläche erstreckte, brach sie bei kleinster Belastung wieder auf. Trotz einer metallenen Schutzkappe für das betroffene Gebiet kam der Seemann am 30. April auf die Krankenliste, mit einem Rezidiv seines Ulcus in einer Ausdehnung von ca. 35 cm^2. Nach anfangs erfolgloser Behandlung wurden die einzelnen Platten appliziert, doch der Druck derselben war zu schmerzhaft, so daß die Behandlung mit der Pulvermacher'schen Kette versucht wurde. Nach anfänglicher Anwendung der achtgliedrigen Kette und später der 24-gliedrigen konnte ein guter Heilungserfolg erzielt werden. Der Patient mußte zwar im Juni, September und November wieder behandelt werden, da die Narbe durch kleinste Stöße erneut aufbrach, aber in allen Fällen sorgte die Behandlung mit den Galvanischen Apparaten für

eine rasche Wiederausheilung. Insgesamt war die Narbe am Ende des Jahres weitaus sauberer, härter und auch weniger breit auf dem Knochen aufsitzend als zu Beginn der Behandlung.
WELLS schrieb, daß er von weitaus mehr Krankheitsfällen berichten könnte, bei denen die Behandlung mit dem galvanischen Strom hervorragende Ergebnisse erbracht hätte, aber es schiene ihm ausreichend, diese Beispiele aufgezeigt zu haben. Die Tatsache, daß WELLS als einfacher Schiffsarzt Erfahrungen mit Therapiemöglichkeiten sammelte, die eigentlich nur speziellen Elektrotherapeuten zu jener Zeit vertraut waren, zeigt einmal mehr das außerordentliche Interesse an wissenschaftlichen Entwicklungen des jungen Surgeons, und die vielfältigen Kenntnisse, die er sich angeeignet hatte.
Daß die jeweils beschriebenen Heilungserfolge sich auch ohne die Pulvermacher'schen Ketten eingestellt hätten, ist fraglos!
Inwiefern WELLS' Untersuchungen über die Behandlung von Ulzera auch in ausländischen wissenschaftlichen Abhandlungen Beachtung fanden, läßt sich anhand eines Zitats aus dem zeitgenössischen Werk von Moritz MEYER darlegen:

"... so brachte endlich Spencer Wells oftmals Geschwüre, die allen Heilbemühungen widerstanden, oder die carcinomatös zu werden drohten, zur Vernarbung...." 398,399

IV. Zusammenfassung

Das umfangreiche Bordjournal, welches Thomas Spencer WELLS (1818-1897) während seiner Dienstzeit als Schiffsarzt auf der englischen Schaluppe "Modeste" im Jahre 1852 anfertigte, wurde vor dem Hintergrund der damaligen medizinischen Erkenntnisse und Entwicklungen kritisch beleuchtet.

In seinen Betrachtungen gelang es Spencer WELLS nicht nur, das Klima und die Topographie der von ihm bereisten Inseln (Malta, Korfu, Kephallinia, Zante und Santa Maura) genau zu beschreiben, sondern auch die dort herrschenden medizinischen und sozialen Verhältnisse anschaulich darzustellen.

Zunächst schilderte der Autor die teilweise recht primitiven Lebensbedingungen der Landbevölkerung auf den Ionischen Inseln, wobei er besonders auf die hygienischen Bedingungen einging. Sein größtes Interesse galt jedoch den auf den Inseln vorherrschenden Erkrankungen und deren Behandlung durch die einheimischen Ärzte. In diesem Zusammenhang erwähnte WELLS auch eine für diese Region typische Form des "Remittent Fevers", hinter dem sich teilweise das erst später in seiner Eigenart als Brucellose erkannte sogenannte Malta- oder Mittelmeerfieber verborgen haben dürfte.

WELLS Abhandlung über die volksmedizinische Verwendung von Heilkräutern auf Korfu und Kephallinia ermöglichte einen detaillierten Einblick in das schriftlich nur selten dokumentierte Gebiet der Volksheilkunde.

Der Ausbruch einer Pockenepidemie auf Korfu, deren Statistik und Verlauf er umfassend beschrieb, erlaubte es Spencer WELLS, seine zukunftsweisenden Ideen im Bezug auf die Pockenprophylaxe in die Praxis umzusetzen, indem er eine allgemeine Impfpflicht und Wiederimpfung auf Korfu durchsetzte, eine zu seiner Zeit vorbildliche Maß-

nahme.
WELLS Aufzeichnungen über Malta enthalten vor allen Dingen zwei Aspekte: Zunächst eine genaue Analyse der Wasserversorgung, wobei die damals wie heute vorhandene Abhängigkeit der Trinkwasserreservoirs von dem auf Malta fallenden Niederschlag bestätigt wurde; und zum zweiten eine ausführliche, auf Sektionsbefunde begründete Statistik über die Verbreitung der Phthisis auf der Insel. WELLS konnte demonstrieren, daß ein signifikanter Unterschied zwischen dem Krankheitsbefall der einheimischen Bevölkerung und den auf Malta stationierten englischen Marineeinheiten vorlag. Die ungleich höhere Erkrankungsrate der englischen Seeleute führte er auf die widrigen Lebensbedingungen derselben und speziell auf die mangelhafte Ventilation an Bord zurück.
Gerade diesem letzten Aspekt schenkte WELLS besondere Beachtung, denn in einem Abschnitt seines Bordjournals beschreibt er eine von ihm selbst entwickelte Ventilationsanlage für Schiffe der englischen Marine, die alle zu jener Zeit angewendeten Belüftungsmethoden zu einem ebenso einfachen wie effektiven System zusammenschloß.
In dem sogenannten "Daily Sick Book" hat WELLS sämtliche an Bord der "Modeste" auftretenden Erkrankungen in chronologischer Reihenfolge, sowie ihre Behandlung mit Medikamenten aus der Bordapotheke, aufgeführt. Die ausführliche Beschreibung einiger interessanter Einzelfälle läßt das therapeutische Vorgehen, die Fehlschläge und vor allem die Offenheit des jungen Schiffsarztes gegenüber neuen Behandlungsmethoden erkennen. Diese Tatsache wird in dem abschließenden Kapitel über die Behandlung des Ulcus cruris mittels der Galvanotherapie nachdrücklich bestätigt.

ANMERKUNGEN

1 Shepherd, J. A., Spencer Wells, Edinburgh/London 1965 und 1970.
2 Lloyd, Ch./Coulter, J. L. S., Medicine and the Navy 1200 - 1900, Vol. III - IV, Edinburgh/London 1961 - 1963, p. 43.
3 Lloyd/Coulter, wie Anm. 2, Vol. III, p. 21.
4 Schiller, G., Die Schiffsmedizin in den "Observations on the Diseases Incident to Seamen" von Gilbert Blane (London 1785), Diss. med., Düsseldorf 1973, pp. 123f.
5 Diepgen, P., Geschichte der Medizin, Bd. I - II$_2$, Berlin 1949 - 1955, Bd. II$_1$, p. 88.
6 Preston, T. J., Report on Journals of Medical Officers examined at the Public Record Office extending from 1793 to 1856, in: Statistical Report on the Health of the Navy, 1902, pp. 129 - 148.
7 Lloyd/Coulter, Vol. IV, p. 44.
8 Melville/Johnstone, Regulations and Instructions for the medical Officers of Her Majesty's Fleet, London 1825.
9 Lloyd/Coulter, Vol. IV, p. 46.
10 Wells, T. S., Journal of Her Majesty's Sloop "Modeste" 1. Jan. 1852 - 31. Dec. 1852, Public Record Office, ADM 101 109/3 (im folgenden zitiert als "Wells, Journal") 9938, p. 9.
"...(the Surgeon has) to communicate his observations upon any points that may consider beneficial to the Service, and to propose such reasons as he may think likely to conduce to health and comfort as well of those under his immediate case as of seamen in general..."
11 Wells, Journal.
12 Trevelyan, George Macaulay, "Der Aufstieg des Britischen Weltreichs im XIX. und XX. Jahrhundert", Brünn, Prag, Wien, Leipzig 1938.
13 vgl. Arntz, Wilhelm, Malta, Leipzig 1940.
14 Den Hinweis verdanke ich einer Auskunft des Public Record Office vom 23. 3. 1982.
15 vgl. Wells, Journal, Copy of the "Daily Sick Book" (D.S.B.).
16 Schiller, (wie Anm. 4) pp. 3f.
17 Schiller, (wie Anm. 4) pp. 3f.
18 vgl. Lloyd/Coulter, Vol. III, pp. 41ff und p. 218.
19 Turnbull, W., The Naval Surgeon, London 1806, pp. VII - VIII.
20 Lloyd/Coulter, Vol. IV, p. 32.
21 Turnbull, (wie Anm. 19) p. X
22 Lloyd/Coulter, Vol. IV, p. 70.
23 Lloyd/Coulter, Vol. IV, p. 20.
24 Lloyd/Coulter, Vol. IV, p. 23.
25 Lloyd/Coulter, Vol. IV, p. 23.

26 Lloyd/Coulter, Vol. IV, p. 13.
27 Lloyd/Coulter, Vol. IV, pp. 11 - 12.
28 Schadewaldt, H. Der Schiffsarzt, Ciba-Z., Wehr/ Baden, 7 (1955) 2502 - 2536, pp. 2510 - 2511.
29 Shepherd, (wie Anm. 1) p. 7.
30 Shepherd, p. 8.
31 vgl. Shepherd, Plate 1.
32 Shepherd, p. 9.
33 vgl. Lloyd/Coulter, Vol. IV, pp. 3ff.
34 Shepherd, p. 9.
35 Lloyd/Coulter, Vol. IV, p. 23.
36 Turnbull, p. XXX.
37 Turnbull, pp. XXXI - XXXV.
38 Wells, Journal, pp. 9 - 17.
39 Wells, Journal, pp. 27 - 28, 41 - 42.
40 Shepherd, pp. 11, 29.
41 Melville/Johnstone, (wie Anm. 8).
42 Wells, Journal, pp. 9, 18.
43 Lloyd/Coulter, Vol. IV, p. 46.
44 Lloyd/Coulter, Vol. IV, pp. 69 - 80.
45 Der Reisebericht erschien erstmals 1837 und erlebte bis in die jüngste Zeit zahlreiche Auflagen und Übersetzungen. Die erste deutsche Ausgabe, übersetzt von J. Victor Carus, erschien 1875 unter dem Titel "Reise eines Naturforschers um die Welt."
46 Shepherd, p. 1.
47 Shepherd, p. 3.
48 vgl. Dictionary of National Biography, Hrsg.: Sydney Lee, Vol. I - LXIII, London 1885 - 1912, Vol. LX, pp. 232 - 234.
49 Shepherd, p. 4.
50 vgl. Lloyd/Coulter, Vol. IV, p. 23.
51 vgl. Biographisches Lexikon hervorragender Ärzte vor 1880, Hrsg. : A. Hirsch, Bd. 1 - 5, München/ Berlin $1929^2 - 1934^2$, Bd. 2, pp. 837f.
52 Hervorragende Ärzte, (wie Anm. 51) Bd. 5, p. 439.
53 Shepherd, pp. 4 - 5.
54 vgl. Wells, Journal, p. 82 und D.S.B. Case 22.
55 Hervorragende Ärzte, Bd. 5, pp. 892 - 893.
56 Shepherd, p. 5.
57 Shepherd, p. 9.
58 Lloyd/Coulter, Vol. IV, p. 3.
59 Lloyd/Coulter, Vol. IV, p. 4.
60 Shepherd, p. 10.
61 Lloyd/Coulter, Vol. IV, p. 247.
62 Cassar, P., Medical History of Malta, London 1965, p. 97.
63 Cassar, (wie Anm. 62), p. 97.
64 vgl. Lloyd/Coulter, Vol. IV, pp. 254ff.
65 Lloyd/Coulter, Vol. Iv, p. 255.
66 Cassar, p. 97.
67 Cassar, p. 549.

68 Edinburgh Medical + Surgical Journal, 1 (1846), XVI.
69 Cassar, p. 249 (Malta Times, 24. 8. 1847 (p. 3)).
70 Shepherd, p. 10.
71 Shepherd, p. 13.
72 vgl. Wells, Journal, p. 82.
73 Wells, Journal, pp. 68 - 78.
74 Diepgen, P., (wie Anm. 5), Geschichte der Medizin, Bd. I - II$_2$, Berlin 1949 - 1955, Bd. II$_1$, p. 205.
75 Shepherd, p. 16.
76 Wells, T. S., The scale of medicines with which merchant vessels are to be furnished, London 1851.
77 vgl. Shepherd, p. 17; Lloyd/Coulter, Vol. IV, p. 115.
78 Shepherd, pp. 17 - 18.
79 Shepherd, p. 20.
80 Shepherd, p. 26.
81 Shepherd, pp. 27 - 32.
82 Hervorragende Ärzte, Bd. 1, p. 721.
83 Fehling, H., Entwicklung der Geburtshilfe und Gynäkologie im 19. Jahrhundert, Berlin 1925, pp. 172 - 173, 251 - 259.
84 Hervorragende Ärzte, Bd. 5, pp. 892 - 893.
85 Hervorragende Ärzte, Bd. 5, pp. 892 - 893.
86 siehe Merchant Vessels, (wie Anm. 76) p. V.
87 siehe Merchant Vessels, pp. VI - VII.
88 vgl. p. 65ff
89 Merchant Vessels, p. VIII.
90 vgl. auch Müller, I., (wie Anm. 241) p. 327.
91 vgl. Merchant Vessels, pp. 15 - 32; vgl. Wells, Journal, pp. 9ff.
92 Wells, Journal, Umschlagseite.
93 Wells, Journal, Umschlagseite.
94 Wells, Journal, p. 10.
95 Wells, Journal, p. 2.
96 Wells, Journal, p. 1.
97 Wells, Journal, pp. 19ff.
98 Wells, Journal, pp. 18 - 50.
99 Wells, Journal, p. 39.
100 Wells, Journal, pp. 19 - 21.
101 Ackerknecht, E., Geschichte und Geographie der wichtigsten Krankheiten, Stuttgart 1963, vgl. p. 86.
102 Diepgen, (wie Anm. 74) Bd. I, pp. 83ff, Bd. II$_1$, pp. 191ff.
103 Wells, Journal, p. 21.
104 Wells, Journal, p. 22;
"...I now append some further account of the Climate (Stichwörter sind unterstrichen! vgl. p. 30) deduced from observations made at the garnison Library by W. Mackenzie the Librarian from 1839 to 1849 inclusive..."
105 Wells, Journal, p. 23.
106 Wells, Journal, p. 24.
107 Wells, Journal, p. 28.
108 Wells, Journal, p. 30.
109 Wells, Journal, p. 29.

110 Wells, Journal, p. 30.
111 Wells, Journal, pp. 30 - 31.
112 Wells, Journal, p. 31.
113 Wells, Journal, p. 31.
114 Wells, Journal, p. 32.
115 Wells, Journal, p. 32.
116 Wells, Journal, pp. 32 - 33.
117 Wells, Journal, p. 33.
118 Peiper, A., Chronik der Kinderheilkunde, Leipzig 1965⁴, p. 224.
119 Wells, Journal, p. 35.
120 Wells, Journal, pp. 35 - 36.
121 Wells, Journal, p. 36.
122 Wells, Journal, p. 36.
123 Lloyd/Coulter, Vol. IV, vgl. pp. 179 - 180.
124 Davy, J., Notes and Observations, Vol. II, London 1842, p. 275.
125 Wells, Journal, p. 48.
126 Wells, Journal, pp. 36 - 37.
127 Wells, Journal, p. 19.
128 Wells, Journal, p. 47.
129 Wells, Journal, D.S.B., Table III.
130 Ackerknecht, (wie Anm.101) p. 86; Lloyd/Coulter Vol. IV, pp. 176 - 177.
131 vgl. p. 22!
132 vgl. p.
133 vgl. Wells, Journal, pp. 21, 36 - 37.
134 vgl. Lloyd/Coulter, Vol. IV, p. 175.
135 Lloyd/Coulter, Vol. IV, p. 176.
136 Wells, Journal, pp. 37 - 38.
137 Schettler, G., Innere Medizin, Bd. I - II, Stuttgart 1980⁵, Bd. I, pp. 412ff.
138 Handbuch der Inneren Medizin, Hrsg.: Bergmann/Frey/Schwiegk, Bd. I_1 - II_2, Berlin/Göttingen/New York. 1952⁴, Bd. I_2, pp. 433ff.
139 siehe (wie 122 b) Bergmann/Frey/Schwiegk, Bd. I_2, pp. 100ff.
140 Report on Fever (Malta); in: Army med. Dept. statist. Rep. (Lond.). (1861), 3 (1863) 486 - 521.
141 David Bruce, Note on the discovery of a microorganism in Malta fever; in: Practitioner 39 (1887) 161 - 170.
142 W. Henderson, On some of the characters which distinguish the fever at present epidemic from typhus fever; in: Edinb. med. chirurg. J., 61 (1844) 201 - 225.
143 vgl. Melville/Johnstone.
144 Wells, Journal, p. 38.
145 Wells, Journal, p. 39.
146 Schadewaldt, Alkohol an Bord, Schiff und Zeit 2, (1975), p. 59.
147 vgl. die neuerlich erschienene Arbeit von G. Lanfranco: Some Recent Communications on the Folk Medicine of Malta; in: L-IMNARA, Heft 3 (1980) 80 - 98; dazu das Referat in: Pharm. Ztg. 127 (1982) 1889.

148 zur Identifizierung der Pflanzen und ihrer Anwendung
vgl. Hager's Handbuch der pharmazeutischen Praxis, Hrsg.: H. Hager, Bd. I - Erg. II$_2$, Berlin 1925 - 1958;
vgl. Madaus, G., Lehrbuch der biologischen Heilmittel, Bd. I - III, Leipzig 1938;
vgl. Geßner, O., Die Gift- und Arzneipflanzen von Mitteleuropa, Hrsg. und neu bearb. von Gerh. Orzechowski, Heidelberg 1974^3;
vgl. Dragendorff, G., Die Heilpflanzen der verschiedenen Völker und Zeiten, Heidelberg 1931^3.
149 Wells, Journal, p. 42.
150 Dilg, Peter, "Alraun" im Lexikon des Mittelalter, Bd. I, Artemis, München und Zürich 1980, pp. 458f.
151 vgl. Pauly'y Realencyclopädie der classischen Altertumswissenschaften, Hrsg.: W. Kroll, Bd. 1 - 47, Stuttgart 1894 - 1963, Bd. 27, pp. 1028ff.
152 Ackerknecht, p. 59.
153 vgl. Melville/Johnstone.
154 Lloyd/Coulter, Vol. IV, p. 210.
155 Lloyd/Coulter, Vol. IV, p. 211 (Tabelle).
156 Lloyd/Coulter, Vol. IV, p. 211.
157 Lloyd/Coulter, Vol. IV, p. 211 (Tabelle).
158 Wells, Journal, p. 2.
159 Wells, Journal, p. 50.
160 Wells, Journal, p. 36.
161 Wells, Journal, p. 50.
162 Wells, Journal, pp. 50 - 51.
163 Wells, Journal, pp. 51 - 55.
164 Wells, Journal, p. 51.
165 Wells, Journal, p. 51.
166 Wells, Journal, p. 52.
167 Wells, Journal, p. 53.
168 Wells, Journal, p. 54.
169 vgl. Wells, Journal, p. 58.
170 vgl. Wells, Journal, p. 53.
171 ebenfalls erwähnt bei Meyer, M., Die Electricität in ihrer Anwendung auf Practische Medicin, Berlin 1861^2, p. 91
172 Cassar, pp. 273 - 274.
173 Wells, Journal, p. 53.
174 Wells, Journal, p. 54.
175 Wells, Journal, p. 55.
176 Wells, Journal, pp. 56 - 58.
177 Singer, Ch./Underwood, E. A., A short history of medicine, Oxford 1962^2, p. 223.
178 vgl. Ackerknecht, p. 59.
vgl. Handbuch der Geschichte der Medizin, Hrsg.: M. Neuburger/J. Pagel, Bd. I - III, Jena 1902 - 1905, Bd. II, p. 841.
179 Lloyd/Coulter, Vol. IV, p. 211.
180 Neuburger/Pagel, (wie Anm. 178) Bd. II, p. 841.
181 Lloyd/Coulter, Vol. IV, pp. 211 - 112.
182 Ackerknecht, p. 59.
183 Wells, Journal, p. 58.

184 Wells, Journal, p. 58.
185 vgl. Wells, Journal, p. 51.
186 vgl. Wells, Journal, p. 66.
187 vgl. Wells, Journal, p. 59.
188 vgl. Lloyd/Coulter, Vol. III.
189 Lloyd/Coulter, Vol. IV, p. 211.
190 Lloyd/Coulter, Vol. IV, p. 212.
191 Wells, Journal, p. 68.
192 Lloyd/Coulter, Vol. IV, p. 247.
193 Cassar, vgl. p. 549.
194 Wells, Journal, p. 69; vgl. Lee, (wie Anm. 48) Vol. XIV, pp. 321 - 322.
195 vgl. Cassar, pp. 154, 161, 219, 304, 348.
196 Wells, Journal, pp. 70 - 74.
197 Wells, Journal, pp. 68 - 81 (Tabellen!).
198 Wells, Journal, p. 69.
199 Wells, Journal, p. 60.
200 Wells, Journal, pp. 61 - 62.
201 Wells, Journal, p. 64.
202 Wells, Journal, p 64.
203 Die Auskunft verdanke ich der Malta University (Dr. Yodfrey Wettinger); vgl. auch: "The Water Supply of the Maltese Islands", Archivum melitense VII, pp. 5, 30ff.
204 Wells, Journal, pp. 64 - 66.
205 Wells, Journal, p. 66.
206 Wells, Journal, p. 66.
207 vgl. Cassar, p. 318.
208 Lloyd/Coulter, Vol. IV, p. 202.
209 Lloyd/Coulter, Vol. IV, p. 203.
210 vgl. Shepherd, pp. 4 - 5.
211 Lloyd/Coulter, Vol. IV, pp. 202 - 203.
212 Wells, Journal, p. 82.
213 Wells, Journal, p. 82.
214 vgl. Cassar, pp. 154, 161, 219, 304, 348.
215 vgl. Cassar, pp. 219, 535, 537.
216 Wells, Journal, p. 83.
217 Wells, Journal, p. 83.
218 Wells, Journal, p. 84.
219 Wells, Journal, p. 84.
220 Ackerknecht, p. 93.
221 Wells, Journal, p. 85.
222 Lloyd/Coulter, Vol. IV, p. 203.
223 Ackerknecht, p. 94.
224 Singer/Holmyard/Hall, A History of Technology, Vol. I - V, Oxford 1954 - 1958, Vol. III, p. 491.
225 Hansen, H. J., Schiffsmodelle, Oldenburg/Hamburg 1981^6, p. 127.
226 Auskunft des Public Record Office vom 23. 3. 1982.
227 Brewington, M. V. und D., Marine Paintings and Drawings in the Peabody Museum, Salem 1968, vgl. No. 844, 1002, 1005, 190.
228 Turnbull, p. X.

229 Diepgen, Bd. II$_1$, pp. 1f, 59f.
230 Franck, J. P., Johann Peter Franck's System einer vollständigen medicinischen Polizey, Hrsg.: D. J. Ch. Fahner, Berlin 1792.
231 Lloyd/Coulter, Vol. IV, p. 81.
232 Lloyd/Coulter, Vol. IV, p. 82.
233 Wells, Journal, p. 85.
234 Lloyd/Coulter, Vol. IV, p. 82.
235 Lloyd/Coulter, Vol. IV, p. 82.
236 Lloyd/Coulter, Vol. IV, p. 97.
237 Lloyd/Coulter, Vol. IV, p. 98, Vol. III, p. 92.
238 Lloyd/Coulter, Vol. IV, p. 103.
239 Lloyd/Coulter, Vol. IV, p. 105.
240 Das Problem der Wasserversorgung an Bord hat H. Schadewaldt ausführlich erörtert in: Die Wasserversorgung an Bord. Eine medizinhistorische Studie; in: Gesnerus, 20 (1963) 47 - 89.
241 Müller, I., Untersuchungen zur Arzneimittelversorgung an Bord vom Beginn der Entdeckungsreisen bis zur Einführung der Dampfschiffahrt, Diss. Dr. rer. nat. Düsseldorf 1969, p. 77.
242 Reincke, J. J., Gesundheitspflege auf Seeschiffen, Hamburg 1882, p. 32.
243 Herwig, R., Über Schiffshygiene an Bord von Auswandererschiffen, Berlin 1878, p. 17.
244 Busche, R., Beiträge zur Geschichte der Schiffshygiene, Med. Diss. Düsseldorf 1939, p. 9.
245 Shaw, T. B., Ventilation on Her Majesty's Ships, J. Roy. Nav. Med. Serv., 12 (1926) 176 - 201, p. 177.
246 Schadewaldt, pp. 2526 - 2527.
247 Shaw, (wie Anm. 245) pp. 177 - 178.
248 Busche, (wie Anm. 244) p. 16.
249 Müller, (wie Anm. 241) p. 83.
250 Wells, Vessels (wie Anm. 76) p. 15.
251 Shaw, p. 180.
252 Fonssagrives, J. B., Traité d'hygiene navale, Paris 1877, p. 440.
253 Allison, R. S., Sea Diseases, London 1943, p. 56.
254 Forbes, R. J., Studies in ancient technology, Bd. I - IX, Leiden 1957 - 1964, Bd. VI, p. 30.
255 Busche, p. 16.
256 vgl. Schadewaldt, H., Zur Geschichte der Schiffshygiene in medizinischer Sicht, Med. Welt 17 (1966) 1136; (N.F.).
257 Nocht, B., Vorlesungen für Schiffsärzte der Handelsmarine über Schiffshygiene, Schiffs- und Tropenkrankheiten, Leipzig 1906, p. 16.
258 Shaw, p. 182.
259 Shaw, p. 183.
260 Shaw, p. 181.
261 Fonssagrives, (wie Anm. 252) p. 433.
262 Wells, Journal, vgl. pp. 9 - 17.
263 Fonssagrives, p. 447, Fig. 57.

264 vgl. A Catalogue of Printed Books in the Wellcome Historical Medical Library, Vol. II, London 1966, p. 33.
265 Allison, (wie Anm. 253) p. 56.
266 Roddis, L. H., A short history of Nautical Medicine, New York/London 1941, pp. 119 - 120.
267 MacDonald, J., Outlines of Naval Hygiene, London 1881, p. 78.
268 Shaw, p. 184.
269 Müller, vgl. p. 85.
270 vgl. Schiffshygiene (wie Anm. 256).
271 Hales, St., Description of Ventilators, London 1743, Titelseite.
272 Fonssagrives, p. 423.
273 vgl. Wells, Journal, p. 17.
274 Fonssagrives, pp. 423ff.
275 Fonssagrives, p. 443.
276 Fonssagrives, p. 445.
277 Fonssagrives, p. 455.
278 Shaw, p. 187.
279 Wells, Journal, p. 9.
280 Reincke, (wie Anm. 242) p. 32.
281 Wells, Journal, p. 9.
282 vgl. Melville/Johnstone.
283 Wells, Journal, p. 10; vgl. Wells, Journal, p. 12.
284 Wells, Journal, p. 10.
285 vgl. Wells, Journal, p. 2.
286 vgl. Wells, Journal, p. 11.
287 vgl. Wells, Journal, p. 11.
288 vgl. Wells, Journal, p. 12.
289 Wells, Vessels, pp. 21 - 22.
290 Wells, Journal, p. 13.
291 Wells, Vessels, pp. 23 - 24.
292 Schadewaldt, p. 2527.
293 Wells, Journal, p. 14.
294 Wells, Vessels, vgl. pp. 22 - 23; Wells, Journal, pp. 14 - 15.
295 Wells, Journal, pp. 15 - 16; vgl. Wells, Vessels p. 29.
296 Wells, Journal, pp. 16 - 17; vgl. Wells, Vessels pp. 29 - 32.
297 Melville/Johnstone.
298 Wells, Journal, D.S.B.
299 Wells, Journal, D.S.B. Table III
300 Wells, Journal, D.S.B. Medical and Surgical Journal (M.S.J.) Case 3 und 22.
301 Wells, Journal, D.S.B., M.S.J. Case 10.
302 Wells, Journal, pp. 1 - 3.
303 Wells, Journal, D.S.B.
304 Wells, Journal, pp. 2 - 7.
305 Lloyd/Coulter, Vol. IV, pp. 47 - 48.
306 Lloyd/Coulter, vgl. Vol. IV, pp. 173 - 177.
307 Wells, Journal, p. 3.
308 Lloyd/Coulter, Vol. IV, p. 179.

309 vgl. Wells, Journal, D.S.B., M.S.J. Case 1 und 2.
310 Müller, pp. 179ff.
311 vgl. Haggis, A. W., Fundamental errors in the early history of Cinchona, Bull. Hist. Med. 10 (1941) 417 - 459, 568 - 592.
312 Lloyd/Coulter, Vol. IV, pp. 180 - 181.
313 Über die exzessive Anwendung des Aderlaßes noch im 19. Jh. in England, S. E. H. Ackerknecht: Therapie von den Primitiven bis zum 20. Jahrhundert, Stuttgart 1970, bes. p. 112.
314 Ackerknecht, pp. 45ff.
315 Wells, Journal, vgl. D.S.B., M.S.J. Case 3.
316 Schadewaldt, p. 2524.
317 MacDonald, (wie Anm. 267) p. 176.
318 Schadewaldt, H., Alkohol an Bord, Schiff und Zeit, 2 (1975) 55 - 65, pp. 56 - 57.
319 Wells, Journal, D.S.B., M.S.J. Case 9.
320 Wells, Journal, p. 3.
321 Wells, Journal, pp. 3 - 4.
322 Wells, Journal, p. 4.
323 Wells, Journal, pp. 4 - 5.
324 Wells, Journal, D.S.B., M.S.J. Case 10.
325 Wells, Journal, D.S.B., M.S.J. Case 14 und 15.
326 Wells, Journal, D.S.B., M.S.J. Case 16.
327 Wells, Journal, p. 5.
328 Ackerknecht, pp. 23f.
329 Lloyd/Coulter, Vol. IV, p. 200.
330 Wells, Journal, p. 5.
331 vgl. p. 96.
332 siehe Wells, D.S.B. Table III.
333 Wells, Journal, p. 6.
334 Wells, Journal, p. 6.
335 Wells, Journal, p. 6.
336 Wells, Journal, D.S.B. Table II.
337 Wells, Journal, p. 6.
338 Wells, Journal, p. 6.
339 Wells, Journal, p. 7.
340 vgl. Hahnemann, S., Samuel, Hahnemann's Apothekerlexikon, Bd. I - II, Leipzig 1793 - 1798.
341 Winkler, E., Vollständiges Reallexikon der medicinisch-pharmaceutischen Naturgeschichte und Rohwarenkunde, Bd. I - II/2, Leipzig 1840 - 1842, pp. 169 - 170.
342 Madaus, (wie Anm. 148) Bd. I, pp. 675ff.
343 Turnbull, pp. 311 - 314.
344 Lloyd/Coulter, Vol. IV, p. 48.
345 Lloyd/Coulter, Vol. IV, p. 274.
346 Müller, pp. 453 - 454.
347 Müller, pp. 460 - 461.
348 Literatur zur Identifizierung der Drogen und Heilkräuter:
Wagner, H., Pharmazeutische Biologie, Bd. 2, Drogen und ihre Inhaltsstoffe, Stuttgart/New York 1980;

Steinegger, E., Hänsel, R., Lehrbuch der Pharmakognosie, Auf phytochemischer Grundlage, 3. Aufl., Berlin/Heidelberg/New York 1972;
Hagers Handbuch der Pharmazeutischen Praxis, 4. Aufl., Bd. I - VIII, Berlin/Heidelberg/New York 1967 - 1979;
Hoppe, Heinz, Drogenkunde, 2 Bde, 8. Aufl., Berlin/New York 1975 - 1977;
Schneider, W., Lexikon zur Arzneimittelgeschichte, 7 Bde, Frankfurt a. M. 1968 - 1975.

349 Wells, Vessels, pp. 175 - 177.
350 Wells, Journal, D.S.B., M.S.J. Case 19.
351 Wells, Journal, D.S.B., M.S.J. Case 17.
352 Wells, Journal, D.S.B., M.S.J. Case 13.
353 Wells, Journal, D.S.B., M.S.J. Case 16.
354 Wells, Journal, D.S.B., M.S.J. Case 8.
355 Wells, Vessels, pp. 176 - 177.
356 Wells, Journal, D.S.B., M.S.J. Case 1 - 22.
357 Wells, Journal, D.S.B., M.S.J. Case 1 - 22.
358 Melville/Johnstone.
359 Wells, Lournal, D.S.B., M.S.J. Case 9 und 22.
360 vgl. Cassar, p. 545.
361 vgl. Hervorragende Ärzte, Bd. 2, p. 275.
362 Schliephake, E., Zur Geschichte der Elektrotherapie, Arch. Phys. Ther. 1 (1969) 51 - 55, p. 51.
363 Cambridge, N. A., Electrical Apparatus used in Medicine before 1900, Proc. Roy. Soc. Med. 70 (1977) 635 - 641, p. 635.
364 Laurentius, P., Geschichte der Krankenbehandlung mittels Elektrizität, Diss. Med. Düsseldorf 1936, p. 12.
365 Laurentius, (wie Anm. 364) p. 22.
366 Cambridge, (wie Anm. 363) p. 639.
367 Laurentius, pp. 22 - 23.
368 Cambridge, p. 639.
369 vgl. Laurentius, pp. 26ff.
370 Erdmann, B. A., Dritter Bericht über Elektrotherapie, Schmidt's Jahrbuch der in- und ausländischen gesammten Medicin, Leipzig, 105 (1860) 97 - 125, pp. 97ff.
371 vgl. Hervorragende Ärzte, Bd. 4, pp. 204 - 205.
372 vgl. Laurentius, p. 23.
373 Laurentius, pp. 27 - 29.
374 Laurentius, pp. 29 - 32.
375 Real-Encyclopädie der gesamten Heilkunde, Hrsg.: A. Eulenburg, Bd. I - XV, Berlin 1907^4 - 1914^4, Bd. V, pp. 320ff.
376 vgl. Erdmann, (wie Anm. 370) pp. 100ff.
377 Erdmann, pp. 97ff.
378 vgl. Müller, O./Schliephake, E., Einführung in die Elektromedizin, Stuttgart 1961.
379 Pulvermacher, J. L., Pulvermacher's improved Medico-Galvanic-System, London/Paris 1870^{12} (term. post.), Titelseite.

380 Pulvermacher, (wie Anm. 379) (unpaginiert).
381 Pulvermacher.
382 Pulvermacher.
383 Flaubert, G., Madame Bovary. (aus dem Französischen von H. Reisiger), Reinbek bei Hamburg 1952, p. 265.
384 Meyer, (wie Anm. 171) pp. 89 - 90.
385 vgl. Diepken, Bd. II$_1$, p. 39.
386 Eulenburg, (wie Anm. 375), vgl. Bd. V, p. 337.
387 Wells, Journal, p. 86.
388 Wells, Journal, p. 86.
389 vgl. Wells, T. S., Bemerkungen über einige Heilwirkungen des Galvanismus, Carl Christian Schmidt's Jahrbücher der in- und ausländischen gesammten Medicin, Leipzig, 64 (1849), pp. 161 - 162.
390 vgl. Lee, Vol. LI, pp. 56 - 57.
391 vgl. Lee, Vol. III, p. 457.
392 Wells, Journal, pp. 86 - 90.
393 Wells, Journal, p. 90.
394 Wells, Journal, p. 90.
395 Wells, Journal, p. 91.
396 Wells, Journal, pp. 91 - 92.
397 Wells, Journal, pp. 92 - 93.
398 Meyer, p. 91
399 vgl. Carl Christian Schmidt's Jahrbücher der in- und ausländischen gesammten Medicin, Leipzig, 64 (1849), pp. 161, 162.

LITERATURVERZEICHNIS

Allgemeine Nachschlagewerke:

Biographisches Lexikon hervorragender Ärzte vor 1880, Hrsg.: A. Hirsch, Bd. 1 - 5, München/Berlin $1929^2 - 1934^2$

Dictionary of National Biography, Hrsg.: Sydney Lee, Vol. I - LXIII, London 1885 - 1912

Diepgen,P., Geschichte der Medizin, Bd. I - II_2 Berlin 1949 - 1955

Dragendorff,G., Die Heilpflanzen der verschiedenen Völker und Zeiten, Heidelberg 1931^3 (Reprint: München 1967)

Hager's Handbuch der pharmazeutischen Praxis, Hrsg.: H. Hager, Bd. I -VIII,Berlin,Heidelb.,New York $1967-1979^4$

Handbuch der Geschichte der Medizin, Hrsg.: M. Neuburger/ J. Pagel, Bd. I - III, Jena 1902 - 1905

Handbuch der Inneren Medizin, Hrsg.: Bergmann/Frey/Schwiegk, Bd. $I_1 + II_2$, Berlin/Göttingen/New York 1952^4

Lexikon der Geschichte der Naturwissenschaften, Hrsg.: Axmann, Bannerth u.a., Bd. I, Aachen 1970

Lexikon des Mittelalters, Hrsg.: Artemis, Bd. I, München und Zürich 1980

Madaus, G., Lehrbuch der biologischen Heilmittel, Bd. I - III, Leipzig 1938 (2. Reprint: New York/Hildesheim 1979)

Pauly's Real Encyclopädie der classischen Altertumswissenschaften, Hrsg.: W. Kroll, Bd. I - 47, Stuttgart 1894 - 1963

Real-Encyclopädie der gesamten Heilkunde, Hrsg.: A. Eulenburg, Bd. I - XV, Berlin $1907^4 - 1914^4$

Schneider,W., Lexikon zur Arzneimittelgeschichte, 7 Bde., Frankfurt a. M. 1968 - 1975

Singer,Ch./Underwood, E. A., A short history of medicine, Oxford 1962^2

Singer,Ch./Holmyard/Hall, A History of Technology, Bd. I - V, Oxford 1954 - 1958

Winkler,E., Vollständiges Reallexikon der medicinisch-pharmaceutischen Naturgeschichte und Rohwarenkunde, Bd. I - II_2, Leipzig 1840 - 1842

Spezielle Literatur:

ACKERKNECHT, E.H., Geschichte und Geographie der wichtigsten Krankheiten, Stuttgart 1963

ACKERKNECHT, E.H., Therapie von den Primitiven bis zum 2o. Jahrhundert, Stuttgart 197o

ALLISON, R.S., Sea Diseases, The Story of a Great Natural Experiment in Preventive Medicine in the Royal Navy, London 1943

ARNTZ, W., Malta, Leipzig 194o

BREWINGTON, M.V. und D., Marine Paintings and Drawings in the Peabody Museum, Salem 1968

BRUCE, D., Note on the discovery of a microorganism in Malta fever. In: Practitioner 39 (1887), 161 - 17o

BUSCHE, R., Beiträge zur Geschichte der Schiffshygiene, Med. Diss. Univ., Düsseldorf 1939

CAMBRIDGE, N.A., Electrical Apparatus used in Medicine before 19oo, Proc. Roy. Soc. Med., 7o (1977), 635 - 641

CASSAR, P., Medical history of Malta, London 1965

DAVY, J., Notes and Observations, Vol. II, London 1842

DILG, P., 'Alraun' in: Lexikon des Mittelalters, Bd. I, Artemis, München und Zürich 198o

ERDMANN, B.A., Dritter Bericht über Elektrotherapie, In: Schmidt's Jahrbuch der in- und ausländischen gesammten Medicin, Bd. 1o5, Leipzig 186o, S. 97 - 125

FASBENDER, H., Geschichte der Geburtshilfe, Jena 19o6 (Reprint: Hildesheim 1964)

FEHLING, H., Entwicklung der Geburtshilfe und Gynäkologie im 19. Jahrhundert, Berlin 1925

FLAUBERT, G., Madame Bovary, (aus dem Französischen von H. Reisiger), Reinbek bei Hamburg 1952

FONSSAGRIVES, J.B., Traité d'hygiene navale, Paris 1877

FORBES, R.J., Studies in ancient technology, Bd. I - IX, Leiden 1957 - 1964

FRANCK, J.P., Johann Peter Franck's System einer vollständigen medizinischen Polizey, Hrsg.: D.J.Ch. Fahner, Berlin 1792

GESSNER, O., Die Gift- und Arzneipflanzen von Mitteleuropa, Hrsg. und neu bearb. von Gerhard Orzechowski, Heidelberg 1974

HAGGIS, S.W., Fundamental errors in the early history of Cinchona, Bull. hist. Med., 1o (1941), 417 - 459, 568 - 592

HAHNEMANN, S., Samuel Hahnemann's Apothekerlexikon, Bd. I - II, Leipzig 1793 - 1798 (Reprint: Ulm 1966)

HALES, St., Description of Ventilators, London 1743

HANSEN, H.J., Schiffsmodelle (Die Schiffe der deutschen Flotten 1848 - 1945), Oldenburg/Hamburg 1981

HENDERSON, W., On some of the characters which distinguish the fever at present epidemic from typhus fever. In: Edinb. med. chirug. J., 61 (1844), 2o1 - 225

HERWIG, R., Über Schiffshygiene an Bord von Auswandererschiffen, Berlin 1878

HINKELMANN, U., Die Schiffshygiene in "Traite d'hygiene navale" von Jean Baptiste Fonssagrives 1856, Med. Diss. Univ. Düsseldorf 1969

HOPPE, H., Drogenkunde, 2 Bde., 8. Aufl., Berlin/New york 1975 - 1977

KEEVIL, J.J., Medicine and the Navy 12oo - 19oo, Vol. I - II, London 1957 - 1958

LANFRANCO, G., Some Recent Communications on the Folk Medicine of Malta. In: L-IMNARA, Heft 3 (198o), 8o - 98

LAURENTIUS, P., Geschichte der Krankenbehandlung mittels Elektrizität, Med. Diss. Univ. Düsseldorf 1936

LLOYD, Ch./COULTER, J.L.S., Medicine and the Navy 12oo - 19oo, Vol. III - IV, London 1961 - 1963

MACDONALD, J., Outlines of Naval Hygiene, London 1881

MATTHEWS, L.G., History of Pharmacy in Britain, Edinburgh 1962

MELVILLE/JOHNSTONE, Regulations and Instructions for the medical Officers of Her Majesty's Fleet, London 1825

MEYER, M., Die Electricität in ihrer Anwendung auf practische Medicin, Berlin 1861

MÜLLER, I., Untersuchungen zur Arzneimittelversorgung an Bord vom Beginn der Entdeckungsreisen bis zur Einführung der Dampfschiffahrt, Naturw. Diss. Univ. Düsseldorf 1969

MÜLLER, O./SCHLIEPHAKE, E., Einführung in die Elektromedizin, Stuttgart 1961

NOCHT, B., Vorlesungen für Schiffsärzte der Handelsmarine über Schiffshygiene, Schiffs- und Tropenkrankheiten, Leipzig 1906

PEIPER, A., Chronik der Kinderheilkunde, Leipzig 1965[4]

PRESTON, Th.J., Report on Journals of Medical Officers examined at the Public Record Office extending from 1793 to 1856, In: Statistical Report on the Health of the Navy, 1902, S. 129 -148

PULVERMACHER, J.L., Pulvermacher's improved Medico - Galvanic - System, London/Paris (um 1870[12])

REINCKE, J.J., Gesundheitspflege auf Seeschiffen, Hamburg 1882

RODDIS, L.H., A short history of Nautical Medicine, New York/London 1941

SCHADEWALDT, H., Die Wasserversorgung an Bord. Eine medizinhistorische Studie. In: Gesnerus, 2o (1963), 47 - 89

SCHADEWALDT, H., Der Schiffsarzt. Ciba-Z. (Wehr/Baden) 7 (1955), 25o2 - 2536

SCHADEWALDT, H., Zur Geschichte der Schiffshygiene in medizinischer Sicht, Med. Welt. 17 (N.F.) (1966), 1136

SCHADEWALDT, H., Alkohol an Bord. Schiff und Zeit 2, (1975), 55 - 65

SCHETTLER, G., Innere Medizin, Bd. I - II, Stuttgart 1980[5]

SCHILLER, G., Die Schiffsmedizin in den "Observations on the Diseases Incident to Seamen" von Gilbert Blane (London 1785), Med. Diss. Univ. Düsseldorf 1973

SCHLIEPHAKE, E., Zur Geschichte der Elektrotherapie, Arch. phys. Ther. 1 (1969), 51 - 55

SHAW, T.B., Ventilation on Her Majesty's Ships. J. Roy. Nav. Med. Serv. 12 (1926), 176 - 2o1

SHEPHERD, J., Spencer Wells. Edingburgh/London 1965

SHEPHERD, J.A., Spencer Wells - Surgeon RN. In: J. Roy. nav. med. serv. 56 (1970), 252 - 259

STEINEGGER, E./HÄNSEL, R., Lehrbuch der Pharmakognosie. Auf phytochemischer Grundlage. 3. Aufl., Berlin/Heidelberg/New York 1972

TREVELYAN, G.M., Der Aufstieg des Britischen Weltreichs im XIX. und XX. Jahrhundert. Brünn/Prag/Wien/Leipzig 1938

TURNBULL, W., The Naval Surgeon. London 1806

WAGNER, H., Pharmazeutische Biologie. Bd. 2: Drogen und ihre Inhaltsstoffe. Stuttgart/New York 1980

WELLS, Th.Sp., The scale of medicines with which merchant vessels are to be furnished. London 1851

WELLS, Th.Sp., Bemerkungen über einige Heilwirkungen des Galvanismus (Übersetzung aus dem Englischen). In: Schmidt's Jahrbücher der in- und ausländischen gesammten Medicin, Leipzig 64 (1849), 161-162

BILDNACHWEIS

Abbildung 1: Shepherd,J.   Spencer Wells
             Edinburgh/London 1965   Frontispiece

Abbildung 2: Shepherd,J.   (wie Abb. 1)
             Plate 12

Abbildung 3: Shepherd,J.   (wie Abb. 1)
             Plate 1

Abbildung 4: Shepherd,J.   (wie Abb. 1)
             Plate 2

Abbildung 5: Shepherd,J.   (wie Abb. 1)
             Plate 3

Abbildung 6: Shepherd,J.   (wie Abb. 1)
             Plate 4

Abbildung 7: Wells,Th.Sp.   The Scale of Medicines
             with which Merchant Vessels are to be furnished
             London 1851   Titelseite

Abbildung 8: Wells,Th.Sp. Merchant Vessels(wie Abb.7)
             p.9o

Abbildung 9: Wells,Th.Sp. Merchant Vessels(wie Abb.7)
             p.96

Abbildung1o: Wells,Th.Sp. Merchant Vessels(wie Abb.7)
             p.96

Abbildung11: Wells,Th.Sp.   Journal of Her Majesty's
                              Sloop "Modeste"
             By courtesy of Public Record Office,London
             ADM 1o1   1o9/3   9938   "Daily Sick Book"

Abbildung12: Wells,Th.Sp.   Journal(wie Abb.11)
             Titelseite

Abbildung13: Diercke,C./Dehmel,R.   Diercke Weltatlas
             Braunschweig 1957   pp.64/65

Abbildung14: Shepherd,J.   (wie Abb. 1)
             Plate 1

Abbildung 15-19: Ship's plans of H.M.S."Modeste"
By courtesy of National Maritime Museum,
London

Abbildung 2o: Wells,Th.Sp. Merchant Vessels(wie Abb.7)
p.25

Abbildung 21: Wells,Th.Sp. Merchant Vessels(wie Abb.7)
p.26

Abbildung 22: Wells,Th.Sp. Merchant Vessels(wie Abb.7)
p.28

Abbildung 23: Wells,Th.Sp. Merchant Vessels(wie Abb.7)
p.31

Abbildung 24: Wells,Th.Sp. Merchant Vessels(wie Abb.7)
p.29

Abbildung 25: Wells,Th.Sp. Journal(wie Abb.11)
"General Remarks" p.2

MARBURGER SCHRIFTEN ZUR MEDIZINGESCHICHTE

Band 1 Reinhard Gursch: Die Illustrationen Ernst Haeckels zur Abstammungs- und Entwicklungsgeschichte. Diskussion im wissenschaftlichen und nicht-wissenschaftlichen Schrifttum. 1981.

Band 2 Heiner Langenfeld: Die Ankylostomiasis im Ruhrgebiet. Ein Beitrag zur Geschichte der Medizinischen Parasitologie. 1981.

Band 3 Andreas Körtgen: Die Gesundheit des Fürsten. Diätetische Vorschriften für eine herausgehobene Menschengruppe von der Antike bis zum Anfang des zwanzigsten Jahrhunderts. 1982.

Band 4 Rudolf Schumacher: Die Musik in der Psychiatrie des 19. Jahrhunderts. 1982.

Band 5 Peter Krebsz, Irmgard Müller und Armin Geus: Bibliographie zur Medizingeschichte Hessens. 1983.

Band 6 Uwe Runge: Johann Moritz David Herold (1790 - 1862). Leben und Werk. 1983.

Band 7 John L. Heller: Studies in Linnaean Method and Nomenclature. 1983.

Band 8 Christian Hertle: Historische Aspekte der Tetanustherapie und der Immunisierung gegen Tetanus bis zum Ende des Ersten Weltkrieges. 1984.

Band 9 Stephan Falk: Die Geschichte der Molekularbiologie im Spannungsfeld zwischen reiner und angewandter Forschung. 1984.

Band 10 Bernd Stuhldreier: Medizinische Beobachtungen und Erkenntnisse des englischen Schiffsarztes Thomas Spencer Wells (1818–1897) während einer Mittelmeerreise 1852/53 an Bord der *Modeste*. 1984.